AF619631

RECHERCHES

SUR

L'APOPLEXIE PLACENTAIRE

ET LES

HÉMATOMES DU PLACENTA

PAR

LE Dr A. VERDIER

ANCIEN ÉLÈVE DES HÔPITAUX DE PARIS.

PARIS
ADRIEN DELAHAYE, LIBRAIRE-EDITEUR
PLACE DE L'ÉCOLE-DE-MÉDECINE

1868

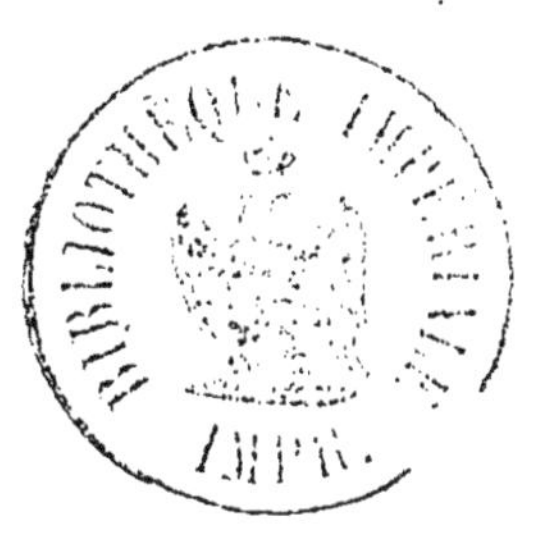

A MON MAITRE

M. DEPAUL

PROFESSEUR DE CLINIQUE D'ACCOUCHEMENTS A LA FACULTÉ DE MÉDECINE DE PARIS,
MEMBRE DE L'ACADÉMIE IMPÉRIALE DE MÉDECINE,
MEMBRE DE LA SOCIÉTÉ IMPÉRIALE DE CHIRURGIE,
CHIRURGIEN DES HÔPITAUX,
CHEVALIER DE LA LÉGION D'HONNEUR.

RECHERCHES

SUR

L'APOPLEXIE PLACENTAIRE

ET LES

HÉMATOMES DU PLACENTA

« Je crois devoir rapporter à la classe des apoplexies une altération que j'ai rencontrée plusieurs fois, et qui me paraît une cause fréquente d'avortement. Cette lésion consiste en des foyers de sang en plus ou moins grand nombre et à divers degrés, dans l'épaisseur du placenta déchiré. J'ai pu suivre sur le même placenta et sur des placentas différents, la plupart des transformations que subissent les foyers sanguins placentaires. Je ne saurais trop appeler l'attention des accoucheurs sur les maladies du placenta et sur son apoplexie en particulier, comme cause d'avortement et de maladies éprouvées soit par la mère, soit par le fœtus».

C'est en ces termes que M. Cruveilhier dans le Dictionnaire de médecine et de chirurgie pratiques (1829) signale pour la première fois, en lui donnant un nom, la lésion qui va nous occuper. Nous ne tracerons pas ici un historique, forcément insignifiant, s'il est séparé de la description exacte des différentes phases de la maladie. Disons seulement que cet appel aux accoucheurs n'a guère été entendu en France que par un seul, M. Jacquemier, dont le travail a fait, dès lors, autorité sur la matière. Il est résumé tel que dans la récente édition de Cazeaux, par M. Tarnier (1867).

Nous verrons qu'en certains points cela est justice. Mais ce qui fera, croyons-nous, l'intérêt de ce mémoire, ce sont les recherches touchant les transformations qui, sous le titre d'*hématôme* du placenta, constituent réellement toute la pathologie de cet organe.

Quelques travaux publiés récemment en Allemagne, quelques observations empruntées aux recueils anglais joints aux recherches qui nous sont propres, nous ont permis d'établir positivement ce point important de la pathologie placentaire, entrevu seulement et indiqué comme une possibilité par les auteurs qui nous précèdent.

CHAPITRE PREMIER

SUR L'ANATOMIE DU PLACENTA.

Notre intention, en écrivant ce chapitre, n'est pas de résumer ou de transcrire les descriptions d'ailleurs suffisamment complètes qu'on trouve dans les traités d'accouchement. Mais, pour l'intelligence et la clareté de ce qui va suivre, il nous a paru indispensable de rappeler les principaux points de la structure du placenta. D'ailleurs, en un sujet si complexe et si difficile, il n'est pas étonnant que la lumière ne soit pas complétement faite; et, bien que les remarquables travaux de M. le professeur Robin aient en grande partie élucidé la question, nous savons cependant qu'elle ne l'est pas entièrement pour tout le monde. Je parle du monde des savants travailleurs et consciencieux, dont les doutes et les observations méritent au moins qu'on s'y arrête et qu'on les discute.

« Le placenta est cette partie de l'œuf qui se trouve en contact immédiat avec les organes de la mère, et qui se continue par sa circonférence et une partie de sa surface utérine avec la membrane caduque réfléchie. » Cette définition de notre illustre et regretté maître Velpeau (1), nous paraît la plus simple et la plus convenable. Elle constate un fait important : la continuité de l'organe

(1) Traité d'accouchements, t. I, p. 288.

avec la caduque réfléchie; donc, une portion de cet organe appartient à la caduque. Nous aurons à revenir sur ce point : il y a une portion de la muqueuse utérine qui fait partie du placenta. Quelque restreinte que soit cette partie, elle suffit pour justifier l'expression de *placenta maternel* que nous aurons souvent l'occasion d'employer.

Placenta fœtal. — On sait que le feuillet séreux du blastoderme qui seul constitue le *chorion*, ou membrane externe de l'œuf (1), commence bientôt à bourgeonner sur toute sa face externe; quantité de petits appendices subdivisés hérissent peu à peu toute cette surface. Ce sont les *villosités choriales*, creuses, formées par une couche homogène avec une rangée de cellules polyédriques formant paroi.

Bientôt, sortent de l'embryon, avec l'allantoïde, des vaisseaux qui vont peu à peu s'insinuer, tout autour de l'œuf dans l'intérieur des villosités. Du vingt-cinquième au trentième jour (2) cette vascularisation est générale et complète : dès lors elle commence à décroître dans une portion considérable (les trois quarts environ) de la circonférence de l'œuf, où les villosités se flétrissent peu à peu et s'oblitèrent. Dans l'autre quart, au contraire, elles croissent et se multiplient, formant ainsi par leur ensemble le *placenta fœtal.*

Chaque villosité, avec ses subdivisions, constitue un *cotylédon placentaire* ayant de deux à trois centimètres de diamètre dans tous les sens. Les subdivisions ont une

(1) Robin, Journal de Physiologie 1861. La membrane vitelline serait un premier chorion, mais qui mérite à peine ce nom, puisqu'elle disparaît dès que l'embryon se forme.

(2) Longet, Traité de Physiologie, t. II, p. 999.

épaisseur qui varie entre 0,08^{mm} et 01,^{mm}. Dans le pédicule principal, il y a une artériole et une veine avec du tissu lamineux qui les sépare de la paroi propre (1). « Il peut arriver, ajoute M. Robin, que certaines des villosités du placenta cessent d'être vasculaires et ne renferment plus que du tissu lamineux, absolument comme les villosités atrophiées du chorion. Cela constitue les indurations squirrheuse et autres des auteurs : c'est tout simplement une oblitération anormale, une erreur de lieu. » Nous aurons à reprendre et à discuter cette opinion du savant professeur d'histologie.

Placenta maternel. — L'histoire de la filiation des idées, la connaissance des phases par lesquelles ont passé les découvertes pour se compléter est, croyons-nous, d'une extrême importance pour la netteté et l'intelligence des descriptions.

Reconnue par les anciens, la membrane caduque ne fut vraiment bien analysée que par W. Hunter (2) qui lui imposa un nom et la divisa en caduque vraie (*Decidua vera*) et caduque réfléchie (*Decidua reflexa*). Il la regardait comme une exhalation pseudo-membraneuse. L'œuf étant considéré, dans cette théorie, comme appliqué directement en un point contre la surface utérine, on comprenait mal l'épaisissement qui se fait juste en cet endroit. Ce fut pour en rendre compte que Bojanus (3) décrivit comme un produit de sécrétion postérieure la caduque utéro-placentaire, qu'il désigna sous le nom de *Decidua serotina*, caduque tardive.

(1) Robin, Cours d'histologie, 1863 (inédit).
(2) W. Hunter, Anatomia uteri gravidi, Birmingham, 1774
(3) Isis, 1821,

Tout le monde connaît la découverte de M. Coste, qui montra que la caduque est formée par l'épaississement de la muqueuse de l'utérus (1), découverte confirmée et expliquée quatre ans après par M. le professeur Robin (2).

La portion de la caduque, comprise entre l'œuf et l'uterus, la sérotine de Bojanus ou caduque *inter-utéro-placentaire* est la seule dont nous devions dire quelques mots. Et d'abord, quelle est son étendue relative? On s'en est peu occupé dans les premiers mois de la grossesse. Un mémoire important, auquel nous aurons plus d'une fois recours, nous donne à cet égard des notions intéressantes.

Les dimensions de la sérotine, selon le Dr Hegar (3), de Darmstadt, sont extrêmement variables. On peut faire, sous ce rapport trois catégories. Dans la première qui comprend les cas normaux, la sérotine mesure environ 3 à 5 centimètres de diamètre sur un œuf de 8 centimètres de longueur. Les plus petifes n'ont que 1 centimètre à 1 cenimètre et demi. Enfin, une troisième section renferme les plus étendues qu'on puisse rencontrer : celles-ci embrassent au moins la moitié de l'œuf. Ce sont là, comme nous le verrons, des faits importants au point de vue des altérations pathologiques et particulièrement des apoplexies.

Quant aux changements caractéristiques de cette portion de la muqueuse utérine, ils consistent surtout dans le développement considérable du système vasculaire. Au milieu d'une masse amorphe renfermant les élément

(1) Compte rendu de l'Académie des sciences, 1842.

(2) Archives de médecine, 1848.

(3) Monatschrift für geburtskunde, t. XXI, sup. p. 1, 1863, Berlin.

normaux du tissu conjonctif jeune (cellules étoilées, corps fusiformes dits fibro-plastiques avec noyaux), on voit se multiplier peu à peu les divisions capillaires des vaisseaux de la muqueuse. Il en résulte des saillies en forme de plis, entre lesquels pénètrent légèrement l'extrémité terminale des villosités, le revêtement épithélial de la muqueuse persistant d'ailleurs; seulement les cellules, de cylindriques et vibratiles, deviennent pavimenteuses Robin).

Ces artères, veines et capillaires de la muqueuse utéro-placentaire, en relation plus ou moins immédiate avec les cotylédons fœtaux avaient été dès longtemps signalés par Ruysch (1), puis décrites par Noortwyck (2). C'est A. Dubois (3) qui leur imposa ce nom de vaisseaux utéro-placentaires, et les considéra surtout au point de vue de leur intrication avec les vaisseaux fœtaux, expliquant par cette intrication l'échange des sucs nourriciers destinés à l'enfant. Cette théorie fut reprise et développée par M. Jacquemier (4).

Mais déjà, dès 1792, J. Hunter (5) avait constaté, entre les deux placentas, l'existence de sinus ou cavités sanguines. Weber (6), quarante ans après, précisa les faits, décrivit les sinus sanguins où plongent les villosités : C'est à travers les parois minces de ces sinus, dit-il, que se fait l'échange des matériaux.

La question fut encore élucidée, en 1851, par Vir-

(1) Ruysch, Thesaurus anatomicus, VI.
(2) Uteri humani gravidi hist. Leyde, 1743.
(3) Journal des découvertes scientifiques, 1790.
(4) Mémoire sur la circulation utérine dans la grossesse, 1838.
(5) Sur le placenta. Londres, 1792.
(6) In anatomie d'Hildebrand 1830.

chow (1). Ce sont les artérioles et les véinules de la caduque utéro-placentaire qui se réunissent par destruction de leur paroi pour former les sinus. Ces sinus ou lacs sanguins placentaires auraient jusqu'à un quart de millimètre de diamètre d'après M. Robin. Quant au sinus ou grande veine circulaire de la circonférence du placenta, elle est extrêmement irrégulière et simplement l'exagération de la structure normale.

Ce qui est acquis aujourd'hui, c'est que les vaisseaux utéro-placentaires n'existent pas au sens où le prenaient les auteurs qui les ont décrits : Ce ne sont point de fines ramifications entrelacées avec celles des villosités, ou du moins, s'il en persiste, elles sont peu nombreuses. Mais les phénomènes normaux et surtout pathologiques qu'on supposait se passer dans ces fines divisions ont lieu, et bien plus aisément, dans les sinus, dans les lacs sanguins utéro-placentaires. Nous verrons que sous ce rapport la théorie de l'apoplexie placentaire de M. Jacquemier reste vraie en partie.

Quant à la question de savoir si les villosités plongent ou non profondément dans les lacs sanguins, elle n'est pas complétement résolue, quoique puisse penser M. Joulin, qui transcrit, du reste, la description de M. le professeur Robin.

Cet auteur admet, en effet, comme séparant les sinus des villosités, outre les parois vasculaires et le tissu propre de ces dernières, une couche de 1/2 à 2 millimètres d'épaisseur formée par l'épithélium de la caduque. D'autre part, le Dr Dohrn (2) prétend avoir constaté ce fait, que les

(1) Archiv. f. anat. und. path. 1851.

(2) Beitrag zur mikroscopichen anat. der mensch. Eihüllen in monatschfür. Geb., 1865, p. 114

villosités plongent dans les sinus, libres de toute enveloppe.

Le Dr Hegar, sans insister sur le mode immédiat de connexion, s'étend, de son côté, sur le développement considérable du système glandulaire de la sérotine, auquel il attache avec raison, croyons-nous, une certaine importance au point de vue des altérations pathologiques.

« Si l'on examine, dit-il, un œuf au troisième mois, les parties conservées dans leurs rapports normaux, la caduque vraie rabattue sur la réfléchie, on remarque à la surface externe de la sérotine, des saillies considérables et mnltipliés. Ces saillies ou tubérosités, constituées par des agrégats glandulaires, dépassent de 5 à 6 millimètres le niveau de la surface. Elles prennent fréquemment la forme d'un cône; à leur sommet et sur les parois se voient de nombreuses et très-petites ouvertures arrones, ou en forme de fente; le tissu qui les recouvre est uniforme. Ells sont constituées à leur base, du côté de l'œuf, par des lamelles dirigées en divers sens et dans l'intervalle desquelles s'insinuent les villosités.

La sérotine se distingue donc non-seulement par sa richesse vasculaire, mais encore par la richesse considérable de ses glandes. A la fin du troisième mois, les tubérosités glandulaires sont moins considérables, les villosités, en pénétrant dans leur substance, ayant détermine la compression et l'aplatissement des parois des glandes (1). »

Il ne s'agit pas ici, comme on le voit, de la pénétration des villosités dans l'intérieur des glandes, mais seulement dans le voisinage de leurs parois; ou, du moins,

(1) Hégar, loc. cit., p. 10.

l'auteur ne précise pas, s'arrêtant sagement là où l'observation fait défaut. L'idée de ce denier mode de communication appartient à Berres (1) et n'a pas été jusqu'ici vérifiée, au moins chez l'homme. Elle a été constatée chez la chienne par Sharpey.

Récemment Spielberg (2) ayant fait des recherches au point de vue du prétendu *lait utérin*, a été conduit à exminer le placenta des ruminants. Il a trouvé que, chez ces animaux, la relation entre la mère et le fœtus est établie par la pénétration des villosités choriales dans l'intérieur des glandes utérines.

Nous ne serions pas complet, si, après avoir énuméré, comme mode de corrélations supposées entre la mère et le fœtus, les intrications capillaires (vaisseaux utéro-placentaires), les sinus ou lacs sanguins, la pénétration des villosités dans les glandes, nous omettions une dernière hypothèse. Le Dr Klebs (3) de la Société obstétricale de Berlin, dans un mémoire récent, suppose l'existence, entre les villosités, de sinus ou cavités appartenant au système lymphatique. Voici, pour la commodité des recherches ultérieures, les détails qu'il donne à propos d'une observation d'hématome.

(1) Abbildung mikros. Gebilde. Heft. 10 t. XIX.

(2) Uber die placenta der Wiederkaüer, Zeitschrift f. rat méd 1864.

(3) Uber das Hœmatomen der placenta. Monatscrift für geburtsk. 1865.

Observation Ire.

(Klebs, Monatschrift für geburtskunde 1865).

Hématome du placenta; épanchement dans des cavités appartenant au système lymphatique (?)

M. Klebs présente à la Société obstétricale de Berlin un utérus gravide au quatrième mois. On voit un hématome à la surface interne du placenta maternel; c'est du sang qui s'est déposé dans des cavités préexistantes occupant la couche la plus (superficielle de ce placenta cavités qui, dans les parties non altérées, renferment une sérosité incolore avec des cellules volumineuses. Elles se présentent sous forme de fentes parallèles, séparées par de minces cloisons dépendantes les unes des autres. Ces cloisons sont surtout formées par ces grosses cellules bien connues de la caduque, fusiformes quand on les voit de profil, étoilées vues de face. Elles sont traversées par d'étroits canaux vasculaires, sans direction particulière, abondamment remplies de sang. Comme la préparation n'avait été examinée qu'à l'état sec, il était impossible de démontrer directement l'existence d'un contenu liquide dans les cavités sus-mentionnées.

Mais cela devient extrêmement vraisemblable si l'on considère la distribution irrégulière des éléments celluleux qui manquent par places, formant ailleurs des amas conglomérés, ailleurs encore constituant une couche adhérente à la cloison.

Dans l'hématome, ces cavités étaient extrêmement distendues par le sang, et au milieu des corpuscules hématiques on voyait de nombreuses cellules de la lymphe, volumineuses, là isolées, ici réunies en masses: d'où l'on peut conclure qu'il s'était fait un mélange entre le sang épanché et une substance fluide se trouvant primitivement dans les cavités. Leur dilatation, sous l'influence de l'épanchement sanguin, montre d'ailleurs que leur contenu se trouve habituellement soumis à une pression infiniment moindre que la pression sanguine. Tous ces faits rendent extrêmement probables la suppositionque ces cavités appartiennent au système lymphatique. De nouvelles recherches sur des préparations fraîches permettront une conclusion plus précise.

Sans insister davantage sur un point aussi obscur et qui réclame de nouvelles études, nous rappellerons que déjà un auteur avait émis des idées semblables. Schreger, se fondant sur de prétendues analogies, et sans démonstration directe, avait admis et longuement développé cette opinion, que les communications entre la mère et le fœtus se font par le moyen de vaisseaux lympathiques (1).

Tel est, autant que nous avons pu l'établir, l'état actuel de la science touchant la structure du placenta. Tout ce qu'on peut affirmer, c'est qu'il y pénétration des villosités choriales entre les plis de la surface interne de la sérotine et que la communication entre la mère et le fœtus a lieu d'une façon indirecte à travers des parois plus ou moins épaisses; que dans ces plis de la sérotine se trouvent des dilatations ou sinus utéro-placentaires et de fines ramifications seulement en petit nombre; qu'enfin sur tout le reste, et sur le mode exact de relation entre les deux parties, la question est non pas résolue entièrement, comme on se l'imagine, mais réservée à l'étude. Fait important au point de vue de la nécessité de nouvelles recherches que nous nous estimerions heureux d'avoir provoquées.

(1) De functione placentæ uterinæ. Erlangen, 1799.

CHAPITRE II.

ANATOMIE ET PHYSIOLOGIE PATHOLOGIQUES DES ÉPANCHEMENTS UTÉRO-PLACENTAIRES.

La plupart des auteurs ayant écrit sur la matière ont cru devoir diviser en deux classes l'histoire de ces épanchements, suivant qu'ils se produisent dans les premiers ou dans les derniers mois de la grossesse. M. Jacquemier a surtout insisté sur cette division. De plus les épanchements des premières périodes ont été désignés sous le nom d'*hémorrhagies utéro-placentaires*, le terme d'*apoplexie* étant réservé pour les autres.

Nous ne suivrons pas cette voie, et cela pour plusieurs raisons. Le terme *apoplexie* n'a plus la signification déterminée et caractéristique que lui reconnaissait la première école anatomo-pathologique. Telle hémorrhagie paraissant en nappe ou infiltrée peut n'être qu'un amas de petits foyers apoplectiques; et d'ailleurs M. Cruveilhier l'avait reconnu lui-même en décrivant ses fameuses apoplexies capillaires; de plus, ce qui nous importe dans ce mémoire, c'est moins de reconnaître la forme de l'épanchement que de rechercher son origine et surtout la nature et la possibilité de ses transformations ultérieures.

Nous étudierons donc tour à tour : 1° l'hémorrhagie récente, 2° les épanchements plus ou moins anciens ou hématomes proprement dits. C'est à ce propos que nous aurons à discuter la nature des soi-disant dégénérescences fibreuses, squirrheuses et autres du placenta, sans excep ter la *placentite*.

§ I. — *Des épanchements récents.*

I. C'est surtout sur les œufs abortifs des trois ou quatre premiers mois qu'on les observe, et cela se conçoit : Car une hémorrhagie peu considérable déterminera facilement l'expulsion d'un œuf d'un petit volume, et dans le plus bref délai. Au contraire, on conçoit aisément que dans un placenta développé, de cinq à six mois et plus, des épanchements apoplectiques même volumineux, pourront permettre la nutrition du fœtus par les parties restées saines : dans ces cas surtout, on pourra constater les transformations ultérieures des caillots.

C'est principalement à propos des épanchements récents que nous pouvons rechercher et reconnaître quel est le siége précis de cette lésion.

Déjà Müller (1) avait fait remarquer deux ou trois ans à peine après le travail de M. Cruveilhier, que la partie de la caduque dans laquelle les cotylédons sont supposés pénétrer, est très-souvent le siége d'extravasats sanguins. M. Jacquemier (2) insista surtout sur ce fait que les hémorrhagies des premiers mois de la grossesse ont lieu aux dépens des vaisseaux utéro-placentaires : ce qui serait

(1) Traité de physiologie, 1830.

(2) Recherches d'anat. et de path. sur l'utérus pendant la gestation et sur l'apoplexie placentaire. Archives de méd. 1839, 3e série. t. V, p. 321.

exact si, au lieu d'exprimer la chose ainsi, il eût accusé simplement la lésion des diverses parties de la caduque. Mais on ne connaissait pas alors la véritable nature de cette membrane, regardée comme une couche nouvelle et à peine organisée. M. Jacquemier eut surtout le mérite de préciser le siége de l'épanchement, qui a lieu le plus souvent, en effet, dans la sérotine : bien qu'il puisse dans certains cas avoir pour point de départ une rupture des vaisseaux de la caduque vraie, ainsi que le montra M. Devilliers (1) dans un mémoire intéressant.

Les choses en restèrent là, et peu d'auteurs s'occupèrent de vérifier ou de compléter les recherches de M. Jacquemier; cependant, en 18.0, M. Blot présenta à la Société de biologie un cas intéressant et dont la description assez exacte exige que nous lui donnions place ici.

Observation II.

(M. Blot, société de biologie, 1850, 1e série, p. 76.)

Hémorrhagie utéro-placentaire, entre la caduque et le chorion.
Avortement au deuxième mois.

M. Blot présente un œuf abortif de deux mois, dans lequel on trouve un exemple remarquable d'hémorrhagie utéro-placentaire.

Cet œuf offre l'aspect d'une masse ovoïde, du volume d'un gros œuf de poule, de couleur rouge livide; on dirait au premier coup d'œil un gros caillot sanguin décoloré; mais, en l'examinant de plus près, on trouve que cette masse est enveloppée de toutes parts d'une membrane organisée d'un gris jaunâtre, lisse, et offrant un grand nombre de petits pertuis elliptiques dont la surface extérieure est comme criblée. En un mot on retrouve là tous les caractères de la caduque à une époque encore peu avancée de la grossesse. C'est en effet la caduque fœtale. Cette membrane est fermée de toutes parts, excepté en un seul

(1) Recherches sur les maladies de la caduque et de l'œuf humain (Revue médicale 1842 et 43).

point où existe une déchirure de 2 à 3 centimètres. Si l'on vient à la fendre en plusieurs directions, à partir de la déchirure, de manière à pouvoir en renverser les lambeaux en dehors, on trouve au-dessous d'elle une autre membrane qui offre tous les caractères du chorion, et en particulier de nombreuses villosités. C'est entre ces deux membranes (caduque fœtale et chorion) que s'est faite l'hémorrhagie. En effet, les quatre cinquièmes de la surface externe du chorion, y compris les points occupés par le placenta encore rudimentaire, sont recouverts par du sang. Cette couche sanguine est retenue là par les ramifications vasculaires du placenta et les villosités du chorion, qui y sont emprisonnées; son épaisseur n'est pas la même dans toute son étendue; elle a de 7 à 8 millimètres au niveau du placenta; en dehors de lui elle est moins épaisse.

Sa consistance diffère également dans ces deux points; au niveau du premier, elle forme un véritable caillot solide; dans le second, elle est constituée par un liquide noirâtre, épais et grumeleux, qu'entraîne facilement l'eau dans laquelle on est obligé de plonger la pièce pour la disséquer. Le foyer hémorrhagique ne communique nullement avec l'extérieur de l'œuf, pas même au niveau du placenta, comme on l'observe assez souvent au moyen de déchirures étroites de la caduque improprement appelée *secondaire;* aussi la dénomination d'hémorrhagie *caduco-choriale* ferait-elle peut-être mieux comprendre que celle d'*utéro-placentaire* le point précis de l'œuf qu'occupe le sang épanché. Il n'existe pas non plus de communication entre le foyer hémorrhagique et l'intérieur de l'amnios. Cette dernière membrane n'offre rien autre chose de particulier qu'une déchirure correspondant à celle de la caduque fœtale. A travers l'ouverture qui en résulte, on peut voir très-clairement au fond de la cavité de l'œuf l'insertion du cordon ombilical, dont l'extrémité embryonnaire, libre et flottante dans la cavité amniotique, présente les traces évidentes d'une déchirure récente. Ce cordon a 4 centimètres de longueur, 2 millimètres de diamètre. Il n'existe pas le moindre vestige d'embryon; il avait été expulsé trois jours avant l'œuf. La malade, pour nous servir de ses expressions, l'a, dit-elle, rendu avec *ses quatre membres.* Ainsi donc, dans ce cas, comme dans un assez grand nombre de cas analogues, l'avortement a lieu pour ainsi dire en deux temps. Ce renseignement devait être noté, car il aurait pu se faire que l'embryon eût disparu par absorption.

Le chorion, au lieu d'être séparé de l'amnios par un intervalle d'une certaine étendue, comme cela existe normalement au deuxième mois de la grossesse, lui est intimement uni, et il est presque impossible de les séparer l'un de l'autre. Cette disposition tient-elle au refoulement qu'a subi le chorion de la part du sang épanché ? Cela est probable. L'examen le plus attentif ne put faire retrouver le plus petit vestige de vésicule ombilicale.

C'est seulement dans ces dernières années que la question a été reprise, en Allemagne, par le Dr Hégar (de Darmstadt) avec les moyens perfectionnés dont la science dispose actuellement.

Dans un mémoire sur la pathologie de l'œuf et de l'avortement dans les premiers mois de la grossesse (1), cet auteur décrit successivement les altérations pathologiques des trois portions de la caduque ; il constate et étudie dans toutes, l'atrophie et l'hypertrophie, les kystes et surtout les épanchements sanguins, la lésion la plus fréquente.

Sur les quatorze observations de son travail, dix concernent les hémorrhagies dans les membranes : dans toutes, la sérotine ou caduque inter-utéro-placentaire est le siége principal de l'épanchement. Nous relatons ici deux de ces cas, dans lesquels se trouvent décrits avec les plus grands détails le siége et la disposition des caillots.

(1) Beitræge zur Pathologie des Eies und zum abort. in den ersten schwangerschaftsmonaten : Monatsch. f. geb. t. XXI, 1863.

Observation III.

(Hegar : Monatsch. f. geb. t. XXI, 1863, Berlin).

Avortement au 3e mois ; épanchement dans la sérotine, la caduque vraie entre la caduque réfléchie et le chorion.

La femme X..., âgée de 32 ans, n'avait pas eu de grossesse depuis cinq années. Attaques d'hystérie depuis plusieurs mois et menstruation irrégulière. La dernière apparition des règles remonte à douze semaines. L'avortement a lieu le 4 décembre ; on dut recourir au seigle ergoté. De précédentes grossesses avaient été régulières.

L'œuf mesure 5 centimètres de longueur, 2 à 2 1/2 en largeur. On l'incise en pratiquant une coupe qui intéresse la caduque réfléchie, le chorion et l'amnios. La première apparaît à peu près lisse ; elle mesure 1 millimètre et demi d'épaisseur et est séparée du chorion par un intervalle de 2 à 4 millimètres que remplissent les villosités et des caillots noirâtres et denses. La plus grande partie du gros bout de l'œuf (*breiteren-eipols*) est formée par la sérotine ; celle-ci présente 2 centimètres de diamètre ; sa surface est extrêment irrégulière et hérissée. Les glandes et les conglomérats glandulaires vont en s'accroissant de la caduque vraie à la sérotine, de façon qu'au centre de cette dernière, elles forment de longues tubérosités dont la surface est criblée de petits trous. Entre ces saillies se trouvent des caillots sanguins en partie indurés, en partie mous. Dans plusieurs endroits, là où l'épanchement siége à l'intérieur des tubérosités, celles-ci sont déchirées à leur sommet, et l'on voit pendre des lambeaux dont certains sont imbriqués les uns dans les autres. La tubérosité semble un éventail ouvert. Près du chorion siége un extravasat entre les villosités considérablement développées. La caduque vraie est également infiltrée de sang, très-hérissée et villeuse, avec de petits foyers que le liquide épanché s'est creusé.

L'œuf ouvert montre dans sa cavité un embryon de 3 à 4 millimètres de longueur, desséché, suspendu par un court cordon filamenteux et blanchâtre.

L'examen microscopique de la caduque décèle ses éléments ordinaires. La surface externe et la surface interne de la *réfléchie* présente une couche épithéliale presque complète. La face interne de cette dernière offre un grand nombre de granulations moléculaires, de noyaux, de débris de cellules et de cellules à contenu graisseux.

Observation IV

(Hégar, loc. cit.)

Avortement au 3e mois; développement considérable du placenta; épanchement sanguin dans le placenta, entre le chorion et la caduque réfléchie, insertion marginale du cordon.

OEuf communiqué par le Dr Heuman. Pas d'antécédents ni de commémoratifs. Il a séjourné quelque temps dans l'alcool; d'ailleurs il est bien conservé.

Il mesure 8 centimètres de longueur, 4 de largeur. La moitié de sa circonférence d'un pôle à l'autre est enveloppée par la sérotine et le placenta, déjà en partie développé, mesurant 6 à 8 millimètres d'épaisseur à l'un des pôles, près de l'insertion du cordon. La surface externe de la sérotine est inégale, rude, parsemée de saillies nombreuses et arrondies, sur lesquelles on peut distinguer les ouvertures des glandes. A la coupe, on remarque extérieurement une couche blanchâtre et uniforme de 1 demi à 2 millimètres d'épaisseur. Près de la cavité de l'œuf se voient de nombreuses lamelles blanchâtres tre lesquelles pénètrent les ramifications des villosités. Ces lamelles sont, par place, séparées les unes des autres par des caillots durcis, ce qui rend leur disposition très-facile à constater.

La caduque vraie est rouge et imbibée de sang dans l'étendue seulement de 1 millimètre autour du placenta. Près de l'insertion du cordon, elle présente un certain nombre d'ouvertures glandulaires dilatées.

Entre la caduque réfléchie et le chorion se trouvent quelques villosités, et entre elles des caillots durcis; cela est surtout marqué près de la sérotine. On voit près de l'insertion du cordon, entre le chorion et la caduque réfléchie, un caillot durci de 1 centimètre et demi de diamètre sur 6 millimètres d'épaisseur. Il adhère très-fortement au chorion qui, dans une grande étendue, est imbibé de sang. L'embryon a 3 centimètres, le cordon s'insère au bord du placenta.

II. — Voilà donc, d'après les recherches les plus récentes, comment se comportent les hémorrhagies utéro-placentaires dans les premiers mois de la grossesse.

Nous ne voulons pas insister sur la présence possible et constatée de l'épanchement dans l'épaisseur de la caduque vraie, dans l'intervalle qui sépare le chorion de la *reflexa*. Ces faits ont été très-bien exposés par M. Jacquemier; de plus les observations précitées, confirment l'opinion que la sérotine est le siége principal et probablement le point de départ de ces diverses hémorrhagies.

Mais il est nécessaire de revenir sur les faits du Dr Hegar et de préciser d'après ses recherches, le siége, la forme et l'aspect assez complexes de ces apoplexies.

Le plus souvent on trouverait entre le chorion et la sérotine une couche de sang coagulé, rouge, rouge-brun ou décoloré. Les villosités apparaissent comme des filaments blanchâtres pénétrant dans le foyer sanguin : l'épanchement est alors intermédiaire. Mais d'ordinaire on le trouve en même temps (comme dans l'obs. III) dans l'épaisseur même du parenchyme de la sérotine. Si l'on examine alors la surface externe (utérine) de cette membrane, (v. p. 13. *Description anatomique normale*), on aperçoit, faisant saillie, des bourrelets cylindriques, longs d'un centimètre à un centimètre et demi sur un demi de large. Ces petites masses sont recouvertes par une couche du tissu de la caduque, couche de 1 à 2 millimètres d'épaisseur. Dans l'intérieur, on trouve un caillot décoloré remplissant incomplètement la cavité, et subdivisé par des cloisons lamelleuses blanchâtres, à directions variées.

Qu'on se rappelle maintenant les amas ou tubérosités glandulaires de la surface utérine de la sérotine (placenta maternel) et l'on devra reconnaître, avec l'auteur allemand, que ces masses ou bourrelets sont le résultat d'un épanchement apoplectique dans un amas glandulaire plus ou moins volumineux.

Telle est la forme ordinaire de ces épanchements. D'autres fois ils sont moins considérables et les masses glandulaires seulement un peu distendues et infiltrées; d'autres fois encore (obs. III), l'épanchement se produit surtout vers l'extrémité de ces masses, et les cloisons lamelleuses rompues offrent un aspect analogue à celui des imbrications d'un bourgeon prêt à s'ouvrir. La planche annexée représente très-exactement cette disposition (1).

III. — On comprend que, dans les derniers mois de la grossesse, lorsque la sérotine a vu diminuer et s'atrophier ses glandes, alors que prédominent les dilatations vasculaires, les phénomènes soient différents.

On a trop insisté cependant sur la forme apoplectique des foyers, ou plutôt sur la collection du sang en masses ou noyaux distincts. L'infiltration est aussi une forme de l'épanchement à cette période, ainsi que le prouvent, croyons-nous, les deux faits suivants.

Ils sont empruntés au travail de Brachet sur l'inflammation du placenta; travail important, consciencieux, mais radicalement faux quant aux déductions tirées par l'auteur, et sur lequel nous aurons à revenir dans le paragraphe suivant.

(1) Hégar, loc. cit.

Observation V.

(Brachet : Journal de médecine et de chirurgie, 1828).

Avortement au 7e mois ; placenta apoplectique.

Mme Lecour-Moireau, âgée de 22 ans, avait déjà eu deux enfants ; elle était arrivée au sixième mois de sa quatrième grossesse avec tous les caractères de la meilleure santé, lorsque dans la nuit du 5 au 6 janvier 1825, elle éprouva des douleurs utérines qui se faisaient principalement sentir dans les reins. Leur durée et leur force toujours croissantes la décidèrent à m'envoyer chercher. Déjà le col de l'utérus était ouvert de manière à laisser pénétrer aisément le doigt. Je n'espérai plus empêcher l'avortement, le travail était trop avancé ; cependant je voulus l'essayer : une saignée fut pratiquée, la moutarde fut placée aux bras, une potion calmante et une boisson adoucissante furent prescrites. Tout cela fut inutile : les douleurs continuèrent et devinrent toujurs plus fortes. Enfin, Mme Lecour accoucha d'un fœtus, âgé de plus de 6 mois, bien vivant, mais qui succomba trente heures après.

Le placenta fut un peu long à se détacher ; cependant il vint tout entier. La moitié environ de cet organe était dense, très-friable et gorgé d'un sang noir, tandis que l'autre moitié était dans son état naturel. Je ne pus méconnaître l'inflammation du placenta que j'avais eu occasion d'observer plusieurs fois. D'après cela, je demandai à Mme Lecour si, depuis quelques jours, elle n'avait rien éprouvé de particulier, ou quelques sensations plus vives, ou quelque secousse, etc. A la fin, cette intéressante et malheureuse mère se rappela que douze jours auparavant, elle avait été réveillée brusquement par le bruit que fit une porte agitée par le vent et que saisie de frayeur dans la crainte que quelqu'un ne se fut introduit dans l'appartement, elle s'était jetée tout émue dans les bras de son mari qui avait eu beaucoup de peine à la rassurer. A coup sur, la frayeur a, dans cette circonstance, causé une révolution qui s'est fait sentir, au moyen de la circulation, jusqu'au fœtus et à ses dépendances. Peut-être en se jetant dans les bras de son mari, Mme Lecour s'est-elle heurtée le bas-ventre de manière à contondre le placenta.

Observation VI.

(Brachet : Journal de médecine et de chirurgie, 1828).

Grossesse gémellaire ; accouchement à terme ; placenta apoplectique.

Mme Charmay accoucha pour la première fois le 29 juin 1818. Sa grossesse avait été des plus heureuses ; son ventre n'avait que le volume ordinaire de celui des femmes grosses et à terme. Les douleurs commencèrent à deux heures du matin : le travail fut régulier, et à quatre heures de l'après-midi, un enfant mâle, très-bien constitué, fut mis au jour. Je portai incontinent la main sur l'abdomen, afin d'aider la matrice à revenir sur elle-même et de favoriser le décollement du placenta. Le ventre n'avait presque pas diminué de volume : je m'assurai bien vite qu'il le devait à la présence d'un second enfant. Quelques frictions firent contracter l'utérus et saillir une seconde poche des eaux. Je la crevai : L'enfant présenta la tête et s'engagea. Cette tête était très-molle et se fila avec une rapidité extraordinaire, tellement qu'il fut possible de cacher à la mère qu'elle avait accouché de deux enfants. Le deuxième enfant était mort et plus grand que le premier ; il avait les chairs molles et le teint blafard ; l'épiderme ne s'est enlevé que sur l'abdomen qui commençait à prendre une teinte verdâtre.

Après la délivrance du double placenta, j'eus la curiosité de faire l'autopsie du dernier enfant, afin de rechercher la cause de sa mort. Aucun des organes renfermés dans les trois cavités splanchniques ne présenta d'altération apparente. Cela m'inspira l'idée de visiter alternativement les deux *placentas*. L'un était rose ; son cordon était sain. L'autre avait une couleur livide ; il était volumineux, d'une consistance plus ferme ; son tissu était compacte et cédait difficilement à la pression, mais il était plus friable et se déchirait plus facilement. Je le fendis dans plusieurs sens avec le bistouri : son aspect offrait celui de l'hépatisation rouge des poumons ; en en râclant la surface, il donna un liquide roussâtre trouble.

Bien qu'on ne puisse préciser absolument, vu l'absence de détails et d'un examen suffisamment minutieux, il nous paraît impossible de ne pas voir dans ces deux cas des exemples d'apoplexie placentaire. Brachet parle de congestion, d'inflammation, d'hépatisation : il établit une analogie complète entre le poumon et le placenta. Or nous fondant, si l'on veut, sur cette analogie, nous ferons remarquer que, dans le poumon justement, rien ne ressemble tant à l'hépatisation rouge que l'apoplexie : je parle de la forme si bien décrite par Laënnec, sous le nom d'infiltration sanguine sans foyer étendu. Or ce sont précisément tous les signes de cette infiltration sanguine qu'on retronve ici : sang noir gorgeant le tissu, liquide noir et épais raclé à la surface de la coupe, enfin densité et friabilité du tissu. Comme, ainsi que nous le verrons, l'inflammation du placenta est encore à démontrer, il s'agit certainement ici d'apoplexie. Les circonstances étiologiques de l'observation V, invoquées si étrangement par Brachet en faveur de l'inflammation ne font au contraire que corroborer notre assertion.

Mais, si dans le placenta, comme dans le poumon, on rencontre l'infiltration sanguine, hâtons-nous de dire que la forme apoplectique proprement dite, ou en foyers, est assurément la plus fréquente. Le placenta présente alors un aspect caverneux, bien constaté dans l'observation suivante.

Observation VII.

(Hégar, loc. cit.)

Avortement au 6e mois; développement énorme de la sérotine et du placenta, en partie inséré sur le col ; embryon desséché arrêté dans son développement vers la 4e semaine.

OEuf communiqué par le Dr Fuchs.. La femme, âgée de 27 ans, a eu deux accouchements réguliers, le dernier il y a un an et demi. Menstruation régulière, apparue pour la dernière fois à la fin de juillet 1861. En août et septembre, vomissements répétés qui ne cessent qu'à la fin de ce dernier mois. Au commencement d'octobre, perte abondante, arrêtée au bout de vingt-quatre heures. Du 2 au 3 novembre, accès de frissons intenses. Une perte se montre de nouveau le 1er janvier. Le 19, elle se renouvelle. Douleurs abdominales spontanées. Le fond de l'utérus est alors à égale distance de l'ombilic et du pubis. Le col est dilaté, l'ouverture offre à peu près le diamètre d'une pièce de deux francs. On sent à travers, une petite poche que l'on peut circonscrire aisément si ce n'est en un point où elle adhère aux parois du col. Le 22 janvier, l'œuf est expulsé. Ecoulement d'une petite quantité de sérosité sanguinolente les jours suivants; la malade se rétablit.

L'œuf a 8 centimètres de longueur sur 3 de largeur ; le placenta occupe toute la zone inférieure mesurant 6, 7 centimètres sur l'une des faces; 3, 5 sur l'autre. Les deux tiers de l'œuf en sont ainsi recouverts. La masse placentaire atteint jusqu'à 1 centim. d'épaisseur. Elle se présente sous forme de tissu caverneux rempli d'un sang noirâtre, durci par places, ailleurs encore liquide.

Des bords du placenta se détachent les lambeaux blancs jaunâtres et ramollis, d'une membrane paraissant couverte de trous et de fentes nombreuses. La portion de l'œuf, non entourée par le placenta, laisse voir le chorion libre avec quelques villosités à sa surface.

Aucune trace de la caduque réfléchie. Je suis tenté de croire ici à une absence primitive de cette membrane ou du moins à un arrêt de développement.

Dans l'intérieur de l'œuf, qui renferme une sérosité sanguinolente, se trouve un embryon de 1 centim. de longueur, jaunâtre, ramolli, suspendu à un court cordon ombilical, lequel s'insère près du bord du placenta. Pas de vaisseaux apparents.

Que l'on veuille bien remarquer, dans cet œuf de six mois, la présence d'un embryon desséché, long d'un centimètre. Ce fait, qui n'est pas rare, est un argument de plus en faveur de la provenance maternelle de l'épanchement. Il est clair que les vaisseaux dépendants d'un pareil être ne pouvaient donner lieu à des hémorrhagies de quelque importance.

En est-il toujours ainsi, et les divisions des vaisseaux

ombilicaux, ne peuvent-elles pas donner lieu à l'épanchement? Le fait suivant, publié dans ces dernières années, mérite à cet égard d'être discuté.

Observation VIII.

Madge, Société obstétricale de Londres, Janvier (1864).

Le Dr Madge (*Obstetrical transactions*, v. d. VI, 1865, p. 1) présente un placenta et désire rechercher devant la société la cause de la lésion de cet organe. Les particularités de ce cas sont les suivantes.

Mme B..., âgée de 20 ans, primipare, grosse de quatre mois, montant une cruche d'eau dans sa chambre quinze jours avant Noël, tomba sur les marches et reçut un coup violent dans la région du bas-ventre. Elle ressentit une vive douleur, et on dut la porter dans son lit, où elle resta deux ou trois jours. Elle se leva alors et traîna jusqu'au jour de Noël, où elle fit une fausse couche. Les seuls points importants à noter dans son avortement sont : 1° la très-petite quantité de l'hémorrhagie; 2° une légère constriction du cordon près de son insertion au placenta ; 3° une surface de rupture du placenta différente de celle qu'on observe habituellement. Il renferme dans son épaisseur un caillot volumineux qui semble avoir désorganisé près de la moitié de l'organe.

La question qu'on peut se poser est celle-ci : Comment s'est formé le caillot? Il est possible que la constriction du cordon ait produit l'apoplexie; d'autre part, il s'agit peut-être d'une cause moins évidente. Nous avons pourtant une autre manière de nous rendre compte du fait. Peut-être y a-t-il quelque chose de tout à fait nouveau dans l'expression de rupture du placenta? Mais, nous avons des ruptures de poumon, du foie, des reins, etc., causées par des violences extérieures, et on peut se demander s'il ne s'agit pas là d'un fait de cette sorte, d'une rupture du placenta.

Dans les considérations dont il accompagne son observation, le Dr Madge ajoute que, probablement à la suite du coup, il se fit un épanchement graduel du sang dans l'intérieur du placenta, ce qui détermina peu à peu la cessation des fonctions de cet organe. L'absence complète, dit-il, d'hémorrhagie externe au moment de l'accident, montre : 1° que les connexions utéro-placentaires avaient été rompues d'une manière graduelle : 2° que la lésion siégeait bien dans l'intérieur du placenta fœtal et non pas dans la caduque utéro-placentaire.

Nous regrettons d'abord l'absence complète de renseignements touchant le fœtus, et l'insuffisance de ceux qui concernent le placenta. Cela dit, nous pensons, avec l'auteur, que les divisions des vaisseaux ombilicaux ont fourni la bonne part de l'épanchement, auquel ont cependant contribué aussi les sinus maternels. Il suffit en effet que l'épanchement soit resté confiné vers le centre du gâteau fœtal pour expliquer l'absence d'hémorrhagie immédiate.

Quant à la nature de la lésion, quant à la question de savoir si on doit la dénommer *apoplexie* ou rupture comme le veut l'auteur, cela importe peu. Quoi qu'il en soit des violences extérieures, nous verrons qu'elles sont rarement suffisantes pour produire l'avortement, et pour toutes ces raisons, moins que pour sa rareté, ce fait intéressant devait trouver ici la place que nous avons cru devoir lui donner.

§ II. — *Des épanchements anciens et de leurs transformations.*

Dans le Recueil de Mauriceau sur la grossesse et l'accouchement, on lit le fait suivant (1) :

(1) Obs. sur la grossesse et les accouchements t. II, p. 198, 1712.

Observation IX.

Le 1er novembre 1679, j'ay accouché une femme d'un enfant de dix mois et demi, qui présentait le cul devant, lequel était mort en son ventre depuis dix ou douze jours qu'elle ne l'avait point senti remuer ; c'était le cinquième enfant mort que cette femme avait eu consécutivement de la sorte, sans s'être aucunement blessée ni s'être aperçue d'aucune cause manifeste qui pouvait avoir fait ainsi mourir, à ce même terme de six mois et demi, tous les enfants en son ventre, douze ou quinze jours devant que d'accoucher : et nonobstant qu'elle eût usé dans cette dernière grossesse de toutes les précautions que je lui avais conseillées, dont les deux principales étaient de garder le repos au lit, ou à tout le moins en la chambre, et de s'abstenir entièrement du coït, ce même accident ne laissa pas de lui arriver. Mais, comme l'arrière-faix des enfants de cette femme était ordinairement tout squirrheux, je crus que cette mauvaise disposition qui empêchait que l'enfant ne pût tirer de cette partie une suffisante nourriture, lorsqu'en commençant à devenir grand il en avait plus besoin, était la véritable cause de sa mort et de l'avortement qui arrivait ensuite.

Telle est à notre connaissance la première mention du fait qui nous occupe : trois autres cas sont relatés dans le même volume ; si nous joignons à Mauriceau, Smellie et Morgagni qui rapportent des faits analogues, nous en avons fini avec l'historique de la question, quant à ce qui regarde les périodes antérieures au XIXe siècle. Après l'état squirrheux, voici venir Brachet avec le foie gras et les hépatisations ; enfin M. Robin avec l'oblitération fibreuse des cotylédons.

Or, nous avons pour but de démontrer que ces soi-disant tumeurs *squirrheuses*, *fibreuses*, *fibro-graisseuses* ou *inflammatoires*, ne sont rien autre chose que des *hématomes* du placenta ayant pour point de départ le sang épanché et pour dernier terme les transformations de ce liquide.

Cette idée n'est pas nouvelle; entrevue par Meckel, elle fut bientôt supplantée par la théorie de l'inflammation, grâce aux travaux de Brachet (1), de Simpson (2), et de Rokitansky. M. Jacquemier avait bien indiqué la possibilité de ces transformations des foyers apoplectiques, mais sans preuves à l'appui. Le Dr Millet, dans une remarquable thèse (1861), combattit également la théorie de la placentite, mais pour mettre sur le compte de l'oblitération fibreuse presque tous les états anormaux du placenta.

Actuellement, et fort des récentes acquisitions de la science touchant la physiologie pathologique du sang et des caillots, nous sommes en mesure de démontrer l'origine apoplectique de ces prétendues dégénérescences.

Quelles sont en effet, les modifications que peuvent éprouver les caillots une fois formés, soit à l'intérieur, soit en dehors du système circulatoire? Ils peuvent :

1° Se condenser et demeurer permanents;

2° Se détruire;

3° Peut-être s'organiser.

Nous allons passer en revue ces trois ordres d'idées; c'est le cadre dans lequel nous allons voir rentrer tout naturellement les diverses tumeurs placentaires.

I. — Pour ce qui est de la simple condensation et de la permanence des caillots, rien de moins discutable ni

(1) Obs. sur les acouchements, t. II, p. 453, et t. III, p. 141.

(2) Pathological observations on the diseases of placenta. Edimbourgh med. and surg. journal, 1856.

de plus simple. Le fait suivant, emprunté à M. Jacquemier, forme une excellente transition entre les épanchements récents et les dépôts anciens.

Observation X.

(Jacquemier : Archives de médecine, 1839).

Accouchement à terme ; fœtus mort depuis trois semaines ; foyers apoplectiques multiples ; condensation des caillots et couches fibrineuses.

D..... se croyant au terme de sa grossesse, quoique son ventre fût peu développé, accoucha, après treize heures de travail, d'un enfant putréfié, très-grêle, très-amaigri. Il avait 16 pouces de longueur et pesait 2 livres. Cette femme n'avait pas senti remuer son enfant depuis trois semaines.

Le placenta avait 3 pouces de diamètre, 6 lignes d'épaisseur à son centre. Son tissu était ferme et avait perdu son apparence spongieuse, ce qu'il devait à une matière homogène d'un blanc gris, sans organisation, qui était infiltrée dans toute sa masse, mais en plus grande quantité vers sa face fœtale que dans le reste de son étendue. Sa surface utérine était criblée de caillots de sang noir, durs, ayant une forme régulièrement arrondie. Les plus petits avaient 1 ligne 1/2 à 2 lignes de diamètre ; les plus gros à peine 3 lignes. Tous étaient logés dans des excavations régulières que présentait la face externe du placenta.

Après avoir enlevé le coagulum avec précaution, on trouvait une pellicule très-mince qui tapissait l'excavation. Quelques-uns de ces caillots étaient complétement décolorés. En pénétrant plus profondément dans le tissu du placenta, on trouvait d'autres caillots, mais en beaucoup moins grand nombre, sensiblement plus volumineux, mais également très-régulièrement arrondis, presque tous complétement décolorés et plus durs. La cavite dans laquelle ils étaient logés était tapissée par une couche à peu près de même nature, pouvant se séparer assez facilement en plusieurs lames molles, faciles à déchirer. Je n'ai pu trouver à plusieurs de ces foyers si réguliers aucune communication avec l'extérieur. Les plus grosses divisions des vaisseaux ombilicaux étaient encore perméables, mais cependant beaucoup rétrécies.

Ainsi que M. Cruveilhier l'avait déjà fait remarquer, on trouve là des couches fibrineuses, stratifiées, absolument comme dans les anévrysmes, où les caillots peuvent demeurer presque indéfiniment sans se détruire ni s'organiser.

Hâtons-nous de le dire, cet état, dans l'apoplexie placentaire, ne paraît pas persister très-longtemps; il est bientôt remplacé par le tissu lardacé, mentionné dans cette observation, mais sur lequel nous n'avons pas à insister en ce moment.

II. — La destruction du caillot, sa métamorphose régressive, telle est la terminaison la plus fréquente et la plus intéressante. Il y a plusieurs phases, d'où résultent des aspects très-divers : nous allons tâcher de les examiner avec ordre.

La fibrine déposée dans les tissus, par le fait d'hémorrhagie ou autrement, présente dans certains cas une grande tendance à la destruction. Elle donne tout d'abord aux tissus qu'elle infiltre ou dans les loges duquel elle est déposée, un aspect jaunâtre, lardacé, une consistance ferme avec friabilité. Examinée au microscope dans cette première phase de destruction, on constate que son apparence fibrillaire des premiers jours, est devenue grenue au bout d'un temps assez court.

Que le lecteur veuille bien rapprocher de cette description le fait suivant, intéressant à plus d'un titre.

Observation XI.

(J. Marshal : Société obstétricale de Londres, avril 1866) (1).

Maladie du placenta prise pour une dégénérescence graisseuse ; épanchement ancien ; fibrine à la première période de la métamorphose régressive.

La femme d'où provient la pièce était primipare. Le travail fut normal et l'enfant vint au monde vivant, mais un peu émacié. Le placenta n'était pas adhérent. L'enfant mourut subitement cinq heures après sa naissance. Je pense qu'il s'agit d'un cas de dégénérescence graisseuse du placenta.

Note sur l'examen de la pièce par le Dr Graily Hewitt.

Le placenta est un peu moins volumineux que normalement, il est ovale. La surface qui regarde l'utérus ne présente rien de remarquable; la consistance et l'aspect général des cotylédons sont normaux : la surface correspondante à l'amnios est teintée en jaune foncé, surtout près de la circonférence. La substance du placenta est dans toute l'étendue de cette surface ferme et dure ; cette induration acquiert une épaisseur d'un demi pouce au bord marginal et va peu à peu en s'atténuant jusqu'au niveau de l'insertion du cordon. A la coupe, cette couche jaune indurée tranche brusquement sur la partie molle de l'organe ; on voit les vaisseaux du cordon qui la traversent. A la circonférence du placenta, cette couche jaune se présente sous l'aspect d'anneaux concentriques, ce qui est dû probablement à la diminution de volume qu'a subi l'organe pendant la formation de la couche en question. La couche jaune opaque, examinée au microscope, paraît amorphe. Il y a quelques points plus durs que d'autres, mais l'aspect est partout uniforme. Pas d'apparence de dégénérescence graisseuse, si ce n'est à la circonférence, là où aboutit la caduque pariétale.

Les divisions vasculaires provenant du cordon ombilical présentent ceci de particulier, que, tandis que deux ou trois branches ont leur volume normal, au contraire, nombre d'autres se présentent sous l'aspect de filaments déliés. Le sang n'a dû circuler normalement que dans un petit nombre de vaisseaux, les autres ayant été oblitérés.

L'état de ce placenta permet de penser que la couche jaune indurée est le résultat d'un épanchement de fibrine (lymphe) qui s'est produit

(1) Obstetrical transactions t. VIII, p. 137, 1867.

probablement deux ou trois mois avant la délivrance. Il est possible que la cause primitive ait été un épanchement sanguin entre l'amnios et le placenta, la matière colorante ayant été résorbée. En tous cas, il ne s'agit pas là d'une dégénérescence graisseuse dans le sens ordinaire du mot.

Quelle que soit l'explication qu'on admette, l'altération partielle ou complète d'un certain nombre de vaisseaux du placenta paraît être la conséquence de l'épanchement qui a enveloppé et comprimé les premières divisions des vaisseaux du cordon.

Voilà un fait qui est pris, au premier abord, pour un cas de dégénérescence graisseuse. On fait l'examen, on ne trouve que de la fibrine granuleuse, et très-peu de graisse. Comme nous allons le voir d'ailleurs, l'état graisseux du placenta existe, mais pas au sens où le prennent le plus souvent les auteurs, qui ne voient là qu'une transformation ou dégénérescence des éléments de l'organe. C'est la fibrine épanchée qui subit plus tard cette transformation graisseuse, laquelle n'est pas primitive, mais secondaire et consécutive à l'apoplexie.

Le Dr Graily Hewitt, dans le cas ci-dessus, n'hésite pas à diagnostiquer un épanchement ancien, ce que chacun reconnaîtra en se reportant à la description donnée plus haut. Peut-être pourrait-on soutenir avec un membre de la société de Londres le Dr Barnes (1), qu'il s'agissait d'un dépôt de fibrine par filtration, à travers les vaisseaux sanguins.

Mais ce n'est là qu'une vue de l'esprit que ne suffit pas à justifier l'excès de ce principe immédiat chez la femme enceinte.

Les deux observations suivantes étaient certainement des cas du même genre.

(1) Loc. cit.

Observation XII.

(Brachet, loc. cit.)

Obs. IV. — Mme Dostrevigne, enceinte de sept mois, tombe dans un escalier et glisse sur le dos d'un étage à l'autre. Elle se met au lit et prend quelques infusions de plantes vulnéraires. Pendant la nuit, elle est très-agitée; la peau est chaude, rouge et en moiteur. Dans la matinée, des douleurs vives se font sentir par moment dans les reins et vont en croissant, de manière à faire craindre un accouchement prématuré. Je fus appelé; une saignée copieuse fut pratiquée. Les douleurs se dissipèrent peu à peu, et Mme D..... arriva au terme de sa grossesse sans autre accident. Le travail de l'enfantement commença à une heure du matin, le 24 juin 1820 : il marcha avec régularité, et à quatre heures naquit un enfant du sexe masculin, bien conformé, d'une taille ordinaire, 17 pouces, mais très-faible, maigre et pâle. La délivrance ne se fit pas longtemps attendre. Le placenta était épais, plus consistant dans à peu près la moitié de son étendue, que dans l'autre. La partie consistante était dense, homogène et jaunâtre, parsemée de quelques points tirant sur le gris, et présentant la plus grande analogie avec cet état du foie qu'on appelle *foie gras*. L'autre partie était dans son état naturel. L'enfant n'offrait que peu de chances favorables à sa conservation; cependant il n'eut pas tété quinze jours le lait d'une bonne nourrice, qu'il n'était plus reconnaissable tant il avait repris de fraîcheur et d'embonpoint.

Observation XIII.

(Brachet, loc. cit.)

Madame Pargaud était enceinte pour la cinquième fois. Ses couches précédentes avaient été très-heureuses, et tous ses enfants étaient venus au monde sains et bien portants. Sa grossesse fut des plus heureuses jusqu'à trois mois et demi. A cette époque son mari qui était atteint d'un catarrhe pulmonaire chronique fut pris tout à coup d'une crise de suffocation extraordinaire et fort inquiétante. Les moyens mis en usage parvinrent à calmer les accidents les plus intenses. L'émotion profonde qu'occasionna cette maladie à madame Pargaud, les peines qu'elle se donna, les inquiétudes auxquelles elle fut en proie, lui occasionnèrent des douleurs de reins excessives qui s'apaisaient un moment et reparaissaient le moment d'après. L'avortement paraissait certain. Madame Pargaud n'était enceinte que de quatre mois. Depuis un mois, elle sentait remuer son enfant; deux saignées, des boissons tempérantes et antispamodiques, des bains et le repos firent cesser ces accidents. Cependant madame Pargaud conserva un sentiment de malaise dans les reins : le fœtus continua à remuer, mais faiblement; il cessa, vers les derniers jours, de se faire sentir. Les véritables douleurs de l'accouchement commencèrent le 9 juin 1821, à six heures du soir, elles furent assez lentes, et le travail ne fut terminé que le lendemain à sept heures du matin. Une tête molle, sans consistance, et dont les os s'entrecroisaient avec facilité dans une grande étendue fut pour moi le signe de la mort du fœtus. Il l'était en effet; madame Pargaud était convaincue qu'elle avait porté son enfant plus de dix jours après le terme de sa grossesse. Cependant il était loin d'avoir le développement d'un fœtus à terme; il était maigre et chétif; les bras et les jambes surtout semblaient presque desséchés; il n'avait que quinze pouces de long, et ne pesait que quatre livres. La délivrance ne se fit pas attendre. Le *placenta* était peu volumineux, toute la surface fœtale était lisse et d'un gris cendré; sa consistance était un peu plus ferme que dans l'état naturel; quelques veines bleuâtres le sillonnaient; sa surface utérine était rugueuse et bosselée, comme elle l'est toujours; les cinq sixièmes de son étendue présentaient l'aspect grisâtre signalé plus haut, mais il n'était pas lisse et brillant; l'autre sixième était dans son état naturel. Je fendis cet organe en plusieurs sens; sa substance était ferme et d'un aspect lardacé et homogène dans toute son épaisseur, dans les points où la surface utérine était grisâtre; deux ou trois lobes ou cotylédons avaient un aspect naturel dans les points où cette surface paraissait saine; mais en approchant de la face fœtale, ils acquéraient plus de fermeté et se transformaient également en cette substance grise qui formait la plus grande partie du placenta. Aucun des organes du fœtus n'a présenté d'altération pathologique appréciable.

Assurément voici, pour Brachet, deux cas d'hépatisation qu'on eût aujourd'hui, à première vue, regardés comme des dégénérescences graisseuses et qui rentrent en réalité dans la catégorie des transformations primitives de la fibrine épanchée.

Les deux observations suivantes servent de transition, en ce sens qu'elles nous montrent, sous le titre d'*atrophie*, une lésion identique aux précédentes : de plus, on trouve au milieu du tissu altéré, des foyers apoplectiques. Nous devons la deuxième (observation XV) à l'obligeance de notre maître, M. le Dr Bailly, professeur agrégé à cette faculté.

Observation XIV.

(Cruveilhier, Anat. Path., liv. VI).

Placenta atrophié ; tissu lardacé, avec foyers apoplectiques (Hématome à divers degrés de transformation).

B.., âgée de 31 ans, et d'une constitution assez grêle, a eu trois enfants, dont elle a accouché fort heureusement. Devenue enceinte pour la quatrième fois, elle éprouve à deux mois et demi de retard, une perte utérine précédée d'un violent mal de tête et d'étourdissements. Cette perte, assez abondante, continue pendant deux mois ; les yeux sont caves et cernés, le teint livide, la bouche mauvaise. An bout de ce temps, expulsion d'un caillot volumineux à la suite de violentes coliques. Dès ce moment, cessation de toute perte et de tout accident pendant sept semaines, après lesquelles violentes coliques, perte plus considérable que la première fois. Les membranes se rompent, un fœtus présente les pieds ; cinq minutes après sa sortie, le placenta s'engage, et avec lui un second fœtus incomparablement moins fort que le premier. La malade s'est parfaitement rétablie.

La figure I représente la surface utérine des deux placentas unis et les deux fœtus. L'un de ces fœtus a le développement d'un fœtus de six mois. Et en effet la femme était enceinte de six mois environ. L'autre fœtus a le développement d'un enfant de deux mois et demi à trois mois. Il est dans un état de dessiccation qui annonce déjà une mort ancienne. Rappelons que la perte datait du troisième mois de grossesse. Une ligne de démarcation sépare les deux placentas. Mais quelle est cette maladie du placenta ? Son tissu est jaunâtre, d'apparence tuberculeuse ; il est très-compacte, atrophié. Son épaisseur est à peine le quart de la portion saine du placenta. Sa surface utérine est comme cicatrisée. Une section pratiquée à la fois sur la portion saine et sur la portion malade, permet de voir comparativement l'épaisseur de la portion saine et celle de la portion malade. De très-petits foyers de sang concret se voient çà et là dans cette dernière portion.

Nous ferons remarquer, en passant, que M. Cruveilhier, tout en indiquant la possibilité des transformations du sang, range ce cas parmi les atrophies.

Observation XV.

Accouchement prématuré, huit mois et demi; fœtus mort-né; altération fibro-graisseuse; noyaux hémorrhagiques du placenta.

Mme Clémentine Hortet, blanchisseuse, agée de 23 ans, entrée à la Clinique le 4 septembre 1867. Taille moyenne, cheveux blonds, habitude replète, santé bonne. Une plaque cutanée, épaisse, inégale, d'un rouge vif, revêtue dans plusieurs endroits de croûtes minces qui s'enlèvent avec facilité, couvre la presque totalité du front et empiète sur la portion chevelue du crâne, dont les cheveux sont rares et courts dans cet endroit. Cette lésion, que plusieurs personnes et nous-même avons cru devoir rattacher aux scrophulides, n'est le siége ni de démangeaisons ni de douleur. Aucun antécédent syphilitique, aucune altération suspecte des organes sexuels.

Réglée à 14 ans, régulièrement chaque mois, elle est menstruée pour la dernière fois le 5 février 1867.

Sa maladie de peau la détermine à entrer à la Clinique et elle séjourne dans la salle des femmes en couches jusqu'à son accouchement. On constate que le développement du ventre n'est point en rapport avec l'époque supposée de la conception; toutefois l'enfant vit et bientôt on ne s'occupe plus de cette femme dont on laisse la grossesse s'achever dans les salles.

Les premières douleurs du travail se déclarent le 29 octobre 1867, à onze heures du soir, et le lendemain, vers dix heures du matin, Clémentine Hortet accouche d'une fille mort-née dont le corps fortement macéré, mollasse et couvert de phlyctènes, indique un séjour d'une semaine au moins dans l'utérus, postérieurement à la mort. Les suites de couches sont parfaitement régulières, et le 7 octobre, l'accouchée quitte l'hôpital.

Altérations du placenta.— Ces altérations sont remarquables: on y voit un type de la lésion fibro-graisseuse de l'organe coïncidant avec plusieurs foyers hémorrhagiques. Le gâteau placentaire est ovale, sa longueur est de 18 centimètres environ, sa largeur de 15 centimètres seulement.

Sa surface utérine est d'un rouge vineux, marbré de macules irrégulières, de forme et de grandeur variables, d'un jaune pâle, qui contraste avec la coloration foncée du fond.

Ces taches sont formées par la surface de cotylédons aplatis et constitués par un tissu de même teinte jaunâtre, compacte, fibroïde et faiblement filamenteux. Ce tissu est friable et cassant. L'épaisseur du placenta est moindre dans ces points qu'au niveau des portions saines. Celles-ci ne présentent guère que le quart de l'étendue totale de l'organe. Le tissu altéré en occupe les trois quarts. Deux des lobes fibreux notablement ramollis, jaunâtres, présentent à leur surface une sorte, de cratère qui conduit dans une cavité remplie par un caillot fibrineux, assez régulièrement sphérique qu'on énuclée avec une grande facilité; le volume de noyau est à peu près celui d'une merise.

D'autres lobes placentaires qui sont le siége de la même induration présentent à la coupe un tissu grenu, homogène, d'un rouge foncé, coloration qui semble due à l'infiltration du sang.

Le cordon ombilical flasque et mou, à peine tordu, est d'un rouge vineux intense.

Poursuivons l'évolution du caillot en voie de se détruire. A mesure que l'aspect grenu se prononce, on distingue bientôt dans la masse, des granulations de deux ordres : les unes de nature *protéique*, aisément reconnues parce qu'elles se dissolvent dans les alcalis et l'acide acétique; les autres *graisseuses*, qui résistent à ces agents. De plus un certain nombre de globules blancs du sang peuvent persister, s'emplir de granulations graisseuses et former ainsi, par la disparition des noyaux, des corps granuleux.

Or, c'est précisément ce que nous allons constater dans

les faits ci-dessous. Nous devons les placentas à l'obligeance de M. Tarnier, professeur agrégé de la Faculté de médecine de Paris, chirurgien de la Maternité. Notre ami M. le Dr Cornil a bien voulu en faire l'examen microscopique.

Observations XVI et XVII.

Placenta offrant des lobules ou masses dites squirrheuses, lardacées ou graisseuses; coagulation du sang dans l'intérieur des vaisseaux des villosités; dégénérescence granulo-graisseuse des caillots; altérations consécutives des villosités.

Nous avons examiné deux placentas, l'un appartenant à un enfant né vivant et à terme, l'autre à un fœtus mort à 8 mois.

Ils présentaient plusieurs masses dites squirrheuses, décolorées, non atrophiées, généralement plus épaisses que le tissu voisin et se montrant du côté de la surface fœtale du placenta, comme des plaques circulaires de couleur grise ou gris-jaunâtre et anémiées. Sur les sections de ces parties comprenant toute l'épaisseur de placenta, on observait une surface homogène, sèche, n'offrant pas de sang, ni de suc à la section et solidifiées en quelque sorte : la consistance de ces parties était friable ; il y avait de ces noyaux altérés dont la surface de section était grise et d'autres gris-jaunâtres.

En dilacérant des fragments de ce tissu, on obtenait des villosités enchevêtrées les unes dans les autres, assez volumineuses, d'où naissaient des villosités secondaires reproduisant exactement la disposition normale de ces parties. Parmi les villosités, les unes présentaient à leur surface un épithélium polyédrique normal ou à peine granuleux ; les autres étaient recouvertes par des cellules en dégénérescence graisseuse, et dans certaines villosités, la paroi propre était complétement dépouillée de l'épithélium, à la place duquel on trouvait seulement des amas de granulations graisseuses ou des corpuscules sphériques remplis de ces granulations (corps granuleux). Examinées par ce procédé, les villosités se montraient comme des parties un peu opaques et homogènes dans lesquels il était difficile de reconnaître les altérations de leurs éléments constituants.

Nous avons fait durcir ces tissus dans l'alcool, après quoi nous en avons fait des sections minces. Sur celles-ci, nous avons eu à étudier, soit sur des coupes longitudinales, soit sur des coupes transversales, les gros troncs et les villosités secondaires qui en naissent. Sur les premiers, vus sur des coupes transversales, on reconnaissait, à leur centre, la coupe des vaisseaux sanguins, artères ou veines. Sur toutes ces coupes de vaisseaux, qui étaient facilement reconnaissables aux éléments concentriques de leurs parois, la lumière centrale était remplie complétement par une coagulation granuleuse en général adhérente.

Cette coagulation centrale était composée d'une masse grenue, dans laquelle on distinguait habituellement de plus grosses gouttelettes ou granulations graisseuses; ce coagulum se colorait facilement par le carmin; l'acide acétique le rendait un peu transparent, mais sans dissoudre les granulations dont il a été déjà question. Les parois des vaisseaux étaient formées de couches concentriques très-épaisses, montrant des noyaux allongés, colorés par le carmin, et un nombre variable de granulations graisseuses dans la paroi. Les sections longitudinales de ces gros troncs nous ont offert les mêmes coagulations sur tout leur trajet.

Les sections transversales des villosités secondaires se montraient comme de petits cercles contigus, limités à leur périphérie par une zone facilement colorable par le carmin, qui n'était autre que l'enveloppe fibreuse et le revêtement épithélial des villosités. La partie centrale de la villosité était occupée par des éléments de tissu conjonctif, noyaux et cellules situés au milieu d'une masse amorphe, contenant de très-nombreuses granulations graisseuses. Au centre de ces sections, on reconnaissait facilement de petits cercles, avec des noyaux, qui étaient la coupe des capillaires, et la lumière de ces vaisseaux était remplie par une coagulation granuleuse de même nature que celle des plus gros vaisseaux.

A la limite du tissu sain et du tissu malade, les villosités étaient souvent séparées par du sang caractérisé par les globules rouges, tandis que le tissu malade était complétement privé des éléments figurés du sang.

Les parties les plus jaunes devaient cette coloration à une beaucoup plus grande quantité de globules de graisse, soit à la surface des villosités, soit dans leur intérieur.

Observation XVIII.

Un troisième placenta d'un volume normal, examiné en même temps, appartenait à un enfant né à terme, vivant et bien conformé.

Il présentait une cavité assez grande, à parois lisses, entourée partout par un tissu dur, gris, criant sous le scalpel, et paraissant à l'œil nu uniquement composé par du tissu fibreux. Dans la cavité existaient de petites plaques rouges composées par des globules sanguins. La coupe de la partie fibreuse a montré des villosités plus petites qu'à l'état normal et entourées à leur partie externe par une zone de granulations graisseuses en général assez grosses.

Dans ces villosités, les vaisseaux avaient généralement des parois épaisses, avec des noyaux et des cellules allongées très-nombreuses (on sait que les vaisseaux du placenta présentent toujours des parois extrêmement épaisses).

La cavité de ces vaisseaux, petite, présentait le même contenu granuleux déjà indiqué dans l'observation précédente ; la couche la plus interne du placenta montrait sur une coupe plusieurs couches superposées de tissu fibreux avec de nombreux éléments de tissu conjonctif.

Telle est la lésion décrite par M. Robin, comme une oblitération fibreuse des villosités, car dans l'observation rapportée par le Dr Millet (1), il n'y a pas d'autres altérations que celles énumérées dans ces deux faits. Il parle bien de villosités oblitérées par du tissu fibreux, mais sans autre détail, et encore mentionne-t-il au milieu, des granulations graisseuses.

Mais d'abord le tissu fibreux ou lamineux existe normalement dans les villosités, et il est facile de voir qu'en somme l'oblitération mentionnée par M. Robin ne porte que sur un très-petit nombre d'entre elles. Ensuite, si comme l'affirme le savant professeur, cette oblitération n'est qu'une erreur de lieu, si l'on voit dans les cotylé-

(1) Millet, 1861, Paris.

dons placentaires les phénomènes atrophiques des autres villosités choriales, on devrait avoir une atrophie et un placenta rudimentaire. Loin de là, les placentas sont à peu près normaux et les portions lardacées, font saillie, et forment de véritables noyaux tuméfiés ; tout le contraire, en un mot, de ce que l'on devrait observer. Quant aux placentas sur lesquels on observe une diminution de volume (voir obs. XIV) cette atrophie relative n'est nullement en rapport avec l'atrophie supposée, laquelle devrait être considérable.

Enfin les transformations graisseuses, puis calcaires, rencontrées au centre de ces masses soi-disant oblitérées, deviennent absolument impossibles à concevoir dans la théorie que nous combattons. La dégénérescence graisseuse et crétacée du tissu fibreux, lamineux, est extrêmement rare ; cette dégénérescence, dans les épanchements, est, au contraire, normale et presque forcée.

Donc, et jusqu'à nouvelles preuves, *l'oblitération fibreuse* de M. Robin n'existe que d'une façon tout à fait accessoire. Loin de dominer l'histoire de la pathologie du placenta y compris l'apoplexie, elle doit n'occuper qu'un rang tout à fait secondaire dans le cadre nosologique. C'est l'apoplexie qui domine au contraire, c'est elle qui précède et entraîne ces états squirrheux, fibreux, lardacés et autres, lesquels sont tout simplement le résultat de la transformation des caillots. Quant à ce qui regarde la cause prochaine de l'apoplexie, c'est une question que nous traiterons à part, cherchant à savoir si elle ne serait pas elle-même le phénomène primordial (voir étiologie p. 52).

Mais nous n'en avons pas fini avec les métamorphoses destructives des caillots. A mesure que la structure granuleuse se prononce, avec le temps, la masse se ramollit, se liquéfie; « et alors, dit M. Vulpian (1), on a sous les yeux une masse semi-liquide et jaunâtre, ayant absolument l'aspect extérieur du pus et regardée comme tel par les anciens observateurs. »

Ceux d'entre eux qui ont combattu la théorie de la placentite eussent été heureux de la connaissance de ces notions pour se débarrasser des prétendus cas de suppuration placentaire, dont nous allons rapporter un exemple.

Observation XVIII.

(Jacquemier, Arch. gén. de méd., 1839, t. 5, p. 414).

Epanchements sanguins anciens et récents accompagnés de concrétions albumineuses et de pus sur la surface utérine et dans l'intérieur du placenta.

La femme qui a rendu le placenta dont nous allons faire connaître les altérations pathologiques, entra à la Maternité le 11 juillet 1837. Le travail de l'enfantement avait déjà commencé, les membranes n'étaient pas encore rompues. Elle accoucha d'un enfant dit *putréfié*, du poids de 3 livres 1[2. Cette femme était âgée de 25 ans, c'était sa deuxième grossesse; elle se croyait à terme. Dix huit mois avant ce second accouchement, elle avait fait une fausse couche au terme de 3 mois 1[2 environ, pour laquelle elle entra à l'Hôtel-Dieu où elle resta cinq semaines, non pour les suites de sa fausse couche, mais à cause d'un érysipèle de la face qui se développa peu de jours après son entrée. Elle était très-rétablie lorsqu'elle devint enceinte pour la deuxième fois. Arrivée au terme de quatre mois, elle commença à éprouver une céphalalgie continuelle, des douleurs dans la région lombaire; elle perdit l'appétit, fut obligée de garder le lit pendant quatre ou cinq jours; elle ne perdit pas de sang par la vulve. Les douleurs de tête, de la région lombaire, se dissipèrent en grande partie, sans cesser tout à fait; elle prétend qu'elle ne pouvait supporter d'autre nourriture que du lait et qu'elle mangeait peu.

Quinze jours avant son entrée à l'hôpital, elle eprouva des douleurs

(1) Cours d'anat. path., 1867.

plus vives dans la région lombaire, des coliques; elle commença à perdre un peu de sang par la vulve : elle se sentait très-faible et fut obligée de garder le lit une partie de la journée. Elle cessa bientôt de sentir les mouvements de son enfant; elle éprouvait de temps en temps des frissons suivis de fièvre. Elle allait mieux depuis cinq ou six jours lorsque le travail se déclara. C'est alors seulement qu'elle fut conduite à la Maternité.

Cette femme était très-maigre et pâle, le pouls était très-fréquent; le travail fut assez court, régulier et sans complication. Les suites de couches n'ont rien offert de particulier. Le placenta avait le volume ordinaire d'un placenta à terme; il n'était ni flétri, ni macéré par le liquide amniotique comme le fœtus mort.

Vers le centre de la face utérine, existait un caillot large comme la paume de la main à peu près; il était dur et d'une couleur rouge très-foncée. Le côté par lequel il correspondait à l'utérus était recouvert à moitié par une concrétion blanche, molle, de 2 lignes d'épaisseur : lorsqu'on incisait cette fausse membrane, on voyait dans son épaisseur, çà et là, de tout petits foyers purulents. Le caillot adhérait d'une manière assez solide au placenta, et, dans plusieurs endroits, il pénétrait assez profondément dans son tissu par des crevasses : l'une pouvait recevoir l'extrémité de mon pouce et s'étendait jusque sur le chorion. Indépendamment de ces prolongements daus le tissu du placenta déchiré, une grande partie de cet organe était colorée dans toute son épaisseur par du sang infiltré. Outre les petits foyers purulents qui se rencontraient dans la couche albumineuse qui recouvrait la face externe des caillots, on en voyait d'autres un peu moins petits entre sa face externe et le tissu du placenta.

Enfin d'autres foyers semblables se faisaient encore remarquer à une petite distance de la circonférence du caillot sur la caduque inter-utéro-placentaire, foyers qui avaient été la plupart ouverts par le par le décollement définitif du placenta. Le pus qu'ils renfermaient était épais, bien lié ; mais dans tous il semblait plutôt déposé que sécrété ; on ne voyait pas autour de ce pus que le tissu de la caduque ou du placenta fût engorgé, rouge, ramolli, et qu'il présentât des traces d'inflammation.

A 1 pouce 1/2 de l'un des points du bord du placenta, existait une concrétion blanche, dure, qui se prolongeait jusque sur le chorion, formant une masse homogène qui n'était pas exactement limitée par le tissu du placenta, mais s'y perdait par un grand nombre de prolongements irréguliers. Au delà, la matière n'était plus déposée par masse, mais infiltrée; elle prenait un aspect gris et était moins dure. Les vaisseaux ombilicaux qui se rendaient dans toute cette portion du placenta étaient oblitérés et formaient des cordons solides ; la portion spongieuse avait complétement disparu.

L'auteur avait cru et cherché à démontrer qu'il s'agit dans ce cas d'une phlébite suppurée des vaisseaux utéro-placentaires et non d'une vraie placentite; ce n'est ni l'un ni l'autre, mais très-probablement le liquide mentionné plus haut résultant de la destruction d'un caillot ancien.

Voici, en effet, ce qu'on trouve dans ces masses pyoïdes :

1° D'innombrables granulations fibrineuses et graisseuses ;

2° Du liquide ;

3° Des globules blancs restés englobés et mis à nu par le travail de ramollissement. Ils sont toujours altérés, ordinairement chargés de granulations graisseuses.

4° Les corps granuleux formés, soit par simple accolement des molécules graisseuses, soit par leur accumulation dans un globule blanc ;

5° Des cristaux d'hématoïdine.

Enfin, il n'est pas jusqu'aux *ossifications* du placenta qui ne viennent en aide à la théorie que nous défendons. Car les prétendues ossifications (en réalité *calcification*) sont également un des états ultimes de la fibrine épanchée comme de tous les tissus en voie de destruction. Assurément le tissu fibreux peut devenir le siége de ces dépôts; mais on les comprend infiniment mieux comme résultat d'épanchements, si l'on remarque surtout que ces grains calcaires sont placés non pas dans l'épaisseur, mais à la surface externe des villosités. C'est M. Robin lui-même qui le constate, allant ainsi contre sa doctrine. Car les grains calcaires devraient, d'après sa théorie, siéger dans *l'intérieur* des villosités oblitérées, là où se trouve le tissu fibreux, et non à la surface.

III. — Mais non-seulement les caillots peuvent se condenser et persister sous forme de lamelles réunies, comme dans les anévrysmes, ou subir successivement toutes les phases de la métamorphose régressive; ils pourraient encore, d'après des recherches récentes s'organiser, plus ou moins complétement.

Qu'il nous soit permis de résumer l'état de la science à cet égard : la question des hématomes du placenta l'exige, si nous voulons la traiter le moins imparfaitement possible.

La théorie de la lymphe plastique et de son organisation émise dans les remarquables travaux de Hunter, fut bientôt abandonnée en partie. Regardée comme douteuse, l'organisation des caillots fut complétement niée par M. Cruveilhier. L'histologie française représentée surtout par M. Robin, déclara positivement, que le sang épanché est un corps étranger, mort, incapable de s'organiser. Mais des recherches tout à fait nouvelles permettent au moins des doutes, et nous tenons d'autant plus à les mentionner, que M. Vulpian leur a donné cette année l'autorité de son nom et de son enseignement.

C'est dans le *Traité de chirurgie* de Billroth qu'Otto Weber (1) a décrit avec infiniment de soin et de détails l'or-

(1) Handbuch der allgemeinen und speciellen chirurgie, red. von Pitha und Billroth 1865.

ganisation du sang épanché. Au bout de quelques jours, on voit, dans les caillots provoqués par les ligatures d'artères, les globules blancs changer de forme. Ce sont eux qui deviennent surtout le siége des transformations. Leurs noyaux se divisent, tandis que la paroi disparaît dans le tissu, et envoient des prolongements sarcodiques de plus en plus effilés, qui s'allongent, s'anastomosent et finissent par constituer un réseau tout à fait semblable à celui des cellules du tissu conjonctif. Puis, se développent des capillaires qui s'abouchent avec les vaisseaux les plus voisins, tandis que les globules rouges disparaissent.

Il se peut que ces travaux se confirment et alors l'histoire des hématomes, on peut dire des maladies du placenta, sera complète en même temps que disparaîtra la doctrine de la dégénérescence par erreur de lieu.

En résumé, on voit d'après ce chapitre que l'hémorrhagie du placenta est le fait dominant de sa pathologie. Nous avons montré, en nous appuyant sur l'histoire rigoureuse et maintenant approfondie des coagulations sanguines, que les dégénérescences du placenta, ne sont en réalité que des hématomes de cet organe : fait seulement entrevu et indiqué par d'autres.

Nos recherches, nouvelles en ce sens, et les observations rassemblées permettent, croyons-nous, de donner un corps à ce qui n'était jusqu'ici qu'une ombre et un desideratum.

CHAPITRE III.

ÉTIOLOGIE ET MÉCANISME.

Ce n'est pas tout d'avoir établi que l'apoplexie du placenta tient sous sa dépendance les soi-disant dégénérescences de cet organe. Il nous faut maintenant chercher quel est le rôle exact de l'apoplexie : si elle est elle-même primitive, ou au contraire consécutive à une autre altération.

La théorie de M. le professeur Robin avait ce mérite de trancher la question et de l'élucider en apparence. L'oblitération fibreuse étant primitive, cette anomalie, par la suppression d'un certain nombre de branches du système vasculaire du placenta fœtal, suscitait l'engorgement des autres et par suite leur rupture. Et, bien que le siége ne fût pas précisé, il en résultait cependant que cette rupture devait se faire dans les mêmes vaisseaux du placenta fœtal dont une portion se trouvait oblitérée. Ce qui va justement contre un fait d'observation précis et indiscutable : la production de l'hémorrhagie dans le placenta maternel et non pas dans l'autre, si ce n'est exceptionnellement.

I. — Laissant donc de côté cette théorie déjà suffisamment discutée, il y a lieu de se demander à nouveau, quelle est l'origine de l'apoplexie.

Et d'abord est-elle primitive? Est-ce au *molimen hemorrhagicum* des auteurs, à la congestion, sous l'influence d'excitations diverses qu'elle est due, sans autre lésion préalable. Il y a dix ans, on n'eût pas même discuté la question. Rien d'aussi simple d'après l'ancienne école de Paris (1820-1850) que la production des apoplexies. On invoquait la congestion veineuse (passive), ou la congestion par accélération du sang (active).

Dans un rapport sur le travail déjà mentionné de M. Devillers, M. Robert Latour (1) regrette que l'auteur, à propos des hémorrhagies de la caduque, n'ait pas assez insisté sur l'idée de M. Jacquemier : la compression des veines préposées au retour du sang, comme cause d'apoplexie : compression par l'utérus gravide des veines hypogastrique, iliaque primitive, etc.

« L'apoplexie du placenta et de la caduque, ajoute le rapporteur, n'a pas d'autre mécanisme que celle du cerveau. Et souvent les deux faits peuvent s'observer concurremment. J'ai connu une dame atteinte de maladie du cœur, qui mourut à 28 ans, d'apoplexie cérébrale, après cinq avortements, amenés tous en cinq ans par l'apoplexie placentaire. »

Voilà qui est bientôt dit. Mais si, admettant d'ailleurs le rapprochement de l'auteur, nous rappelons que l'apoplexie cérébrale commence à peine à être connue dans son mécanisme, (2) que les altérations primitives ou idiopathiques des vaisseaux, en sont la condition préliminaire, nous devons nous demander s'il n'en est pas de même pour le placenta, et si la seule congestion suffit à produire l'hémorrhagie.

II. — La dégénérescence des vaisseaux se présente immédiatement à l'esprit : mais elle paraît en général peu

(1) Revue médicale, 1843, t. III, p. 504.

(2) Voy. CHARCOT et BOUCHARD, sur la pathogénie de l'hémorrhagie cérébrale. Archives de physiologie normale et pathologique, n° 1, 1868. V. Masson.

probable. Cette dégénérescence, en effet, n'est pas primitive; elle est presque toujours la conséquence de l'artérite. Or, ce sont les sinus veineux maternels qui donnent lieu le plus souvent à l'hémorrhagie; et la dégénérescence graisseuse des veines est extrêmement rare et exceptionnelle, outre que la faiblesse de leurs parois suffit seule à en expliquer la rupture.

Peut-être dans le cas de syphilis pourrait-on invoquer l'artérite, la lésion siégeant alors dans les vaisseaux placentaires du fœtus. A ce titre nous croyons intéressante l'observation suivante.

Observation XIX.

(Byrne, Société obstétricale de Dublin, 1865) (1).

Femme syphilitique; accouchement à terme; dégénérescence du placenta.

Le 7 novembre 1864, je fus appelé pour voir une dame arrivée d'Angleterre. Mariée depuis quelque temps, elle était enceinte et se plaignait de quelque dérangement dans sa santé.

La grossesse remontait, d'après ses calculs, à six mois environ, mais on ne pouvait en préciser l'époque exacte, ayant oublié la date de la dernière menstruation. Pourtant, d'après l'examen du ventre, la situation de l'utérus remontant jusqu'à l'ombilic, ayant trouvé de plus les bruits du cœur parfaitement distincts, je pensai qu'il s'agissait, en effet, d'une grossesse de six mois. Mme X..... avait joui, d'ailleurs, d'une parfaite santé jusqu'à une époque qu'elle fixe à deux mois environ avant ma visite. Elle a ressenti alors des douleurs lancinantes dans le vagin et à l'anus, où se manifestent de petites tumeurs qu'elle pense être des hémorrhoïdes. Elle accuse, en outre, un malaise général.

Une érosion à la narine droite ayant attiré mon attention, je découvris, sur les tonsilles, un ulcère caractéristique. Les grandes lèvres et le pourtour de l'anus étaient couverts de tubercules syphilitiques. Quelques taches amincies existent sur les bras et les jambes.

J'étais désormais fixé sur la nature de l'accident, et je communiquai mes impressions au mari de la malade. Elle affirma qu'elle n'avait

(1) Dublin Quartely Journal of medical Science, 1865, t. XL, p. 464.

jamais eu ni chancre ni écoulement, mais que quatre ans avant son mariage elle avait souffert d'un bubon qui céda au traitement sans qu'il apparût de phénomènes secondaires ni tertiaires. Un chirurgien qu'elle consulta avant son mariage lui conseilla, par précaution, un traitement mercuriel qu'elle suivit : dans le temps où je la vis, elle ne présentait aucune trace d'infection syphilitique. Il s'agissait donc d'un cas dans lequel la maladie avait été communiquée à la mère d'une façon indirecte, sans doute, par l'intermédiaire du fœtus, car je n'avais aucune raison de suspecter la véracité du mari. Un traitement mercuriel fut ordonné, puis l'iodure de potassium, les toniques, et, vers le 6 décembre, toute trace de vérole avait disparu. La santé se maintint bonne jusqu'à l'accouchement.

Il eut lieu le 27 janvier, à Kingstown. La malade mit au monde un enfant mort-né. La mort paraissait remonter à trois semaines, époque à laquelle avaient cessé les mouvements fœtaux. Il n'y eut rien de remarquable dans le travail ni dans l'accouchement (présentation de sommet). La convalescence fut parfaite.

Le placenta est un peu moins volumineux qu'à l'état normal. L'aspect de la surface utérine me frappa particulièrement. Bien que l'organe parût avoir sa consistance habituelle, cette surface était lisse, luisante et graisseuse ; une section pratiquée montra que l'altération occupait presque toute l'étendue de l'organe.

Je n'avais jamais observé une dégénérescence graisseuse du placenta aussi complète, bien que j'eusse vu plusieurs cas de dégénérescence partielle, et je ne me souviens pas qu'aucun des faits de transformation graisseuse que j'ai observés aient été assez complets pour me permettre d'attribuer à cette altération la mort du fœtus, ou réciproquement pour la considérer comme un résultat de cette mort. La pièce a été examinée au microscope par mon ami L. d'Eryans, qui a constaté l'état ordinaire en pareil cas.

Assurément malgré l'examen incomplet de la pièce, il y avait là un état analogue à ceux précédemment décrits, de la fibrine épanchée et granuleuse, mais peut-être aussi une dégénérescence primitive des vaisseaux du placenta fœtal, par suite d'une artérite probablement syphilitique. La question est du reste à examiner.

M. Tarnier ayant observé depuis deux ans, mais à l'œil nu seulement, tous les placentas des femmes syphilitiques qui accouchent dans son service à la Maternité, m'a dit n'avoir jamais rencontré de lésion apparente, si ce n'est un peu de décoloration et d'anémie. Nulles recherches précises ne permettent de juger cette question (voir aussi un cas d'endométrite syphilitique rapporté par M. Virchow) (1). Mais ce qu'on peut dire, c'est que la dégénérescence graisseuse primitive du placenta est extrêmement rare et problématique. Répétons encore qu'on avait pris, et qu'on prend encore aujourd'hui pour telle, des épanchements anciens devenus graisseux.

III. — Ce n'est donc pas dans cette altération vasculaire qu'il faut chercher le mécanisme de l'apoplexie. Est-ce donc dans la congestion seule?

Assurément cette congestion est réelle, fréquente, revient à l'époque cataméniale habituelle : assurément les parois des sinus, des vaisseaux dilatés du placenta maternel, se laissent aisément déchirer. Mais, si l'on réfléchit au nombre considérable de grossesses, et à celui relativement minime des avortements, on verra qu'il doit y avoir autre chose.

Sans doute, l'apoplexie peut être le phénomène primordial déterminé par la seule congestion. Mais nous pensons avec le Dr Hegar que certaines lésions ou plutôt certaines anomalies de la sérotine et du placenta constituent la *cause prédisposante* que vient faire éclater la congestion, *cause déterminante*. Ces anomalies sont, d'après l'auteur cité, *l'exiguité et le développement considérable de la sérotine, son atrophie, le développement* considérable de la sub-

(1) Arch. f. path., t. XXI, p. 118, 1861.

stance glandulaire (*Voy.* p. 13), l'insertion vicieuse des vaisseaux allantoïdiens et ombilicaux.

Combien de femmes grosses sont soumises dans les premiers mois à des coups, à des violences, des émotions et autres causes congestives, et qui cependant n'avortent pas ! Que si elles offrent quelqu'une des anomalies sus-mentionnées, l'avortement, ou tout au moins l'apoplexie, se feront presque à coup sûr.

Ainsi les anomalies du placenta maternel et non pas la dégénérescence graisseuse, sont la grande cause prédisposante des apoplexies placentaires.

CHAPITRE IV.

DIAGNOSTIC, PRONOSTIC ET TRAITEMENT.

« Les lésions qui altèrent la structure du placenta et qui par suite, en troublent les fonctions, sont beaucoup plus fréquentes qu'on ne le croit généralement. Leur histoire est loin d'être complète. C'est au point de vue de l'anatomie pathologique seulement qu'elle est un peu avancée. Ce qui importerait cependant, ce serait la connaissance de caractères à l'aide desquels on pourrait reconnaître l'invasion des altérations placentaires : quelques personnes ont cru que l'auscultation obstétricale était destinée à combler cette lacune, mais malheureusement il n'en est pas ainsi, malgré la prétention contraire de certains auteurs (1).

I. — Depuis l'époque où notre savant maître écrivait ces lignes, les choses ont malheureusement peu changé. Cependant l'anatomie pathologique était, il faut bien le dire, suffisamment incomplète : elle commence à peine à être connue. Il n'est donc pas étonnant que pour des lésions si rarement étudiées, la symptomatologie ne soit pas très-avancée.

Et d'ailleurs de pareilles lésions retentissent principalement sur le fœtus, très-peu sur la femme ; à moins de mort de l'enfant, on conçoit que l'appareil symptomatique soit à peu près nul. On est le plus souvent réduit à des conjectures, mais peut-être y a-t-il à en tirer quelque parti au point de vue du diagnostic.

(1) DEPAUL, Traité d'auscultation obstétricale, 1847.

Un premier fait qui ressort des observations rapportées, signalé aussi par la plupart des auteurs, c'est la répétition de l'apoplexie chez certaines femmes, cela est encore confirmé, si l'on y ajoute, comme on doit le faire, les cas d'hématomes anciens.

Et déjà Mauriceau avait noté la présence de placentas squirrheux dans plusieurs accouchements successifs chez la même femme. Il faut donc examiner avec soin les placentas des femmes qu'on accouche, non pas seulement au point de vue de leur intégrité, mais aussi à celui des lésions, des indurations et apoplexies récentes qui s'y peuvent rencontrer. A une nouvelle grossesse l'accoucheur pourra craindre la même lésion et au moins faire suivre à la femme un traitement prophylactique dont nous allons dire quelques mots.

Il y aurait lieu aussi, d'après le Dr Hegar (1), d'accorder quelque valeur diagnostique à un développement de l'utérus non en rapport avec l'époque présumée de la grossesse. Mais il va sans dire que cela peut être observé seulement à partir du second ou même du troisième mois.

Quant aux accidents nerveux, vomissements et autres, signalés par les auteurs, ils n'ont absolument aucune signification, vu leur existence dans les cas où l'œuf est parfaitement sain. Je passe également sous silence le cas où l'hémorrhagie est assez considérable pour déterminer les phénomènes généraux habituels, pâleur, syncope, etc. Le plus souvent alors, la fausse couche survient immédiatement, et c'est elle qu'il faut reconnaître et non pas la lésion qui la produit.

II. — Le *pronostic* de l'apoplexie placentaire et des hé-

(1) Loc. cit., p. 40.

matomes du placenta doit être étudié comme toute lésion obstétricale, par rapport à la mère et à l'enfant.

Par rapport à la mère, il est généralement favorable. Très-rarement, la fausse couche quand elle s'ensuit dans les premiers mois de la grossesse, détermine la mort ; et comme dans les derniers mois les épanchements placentaires permettent l'accouchement à terme dans un grand nombre de cas, les choses se passent pour la mère de la façon normale.

Assurément il n'en est pas de même pour le fœtus. D'abord, dans les premiers mois l'avortement se produit d'ordinaire comme nous l'avons vu. Dans ces cas même l'embryon est presque toujours plus ou moins en retard et arrêté dans son développement.

Lorsque l'épanchement, même assez considérable, se produit dans les quatre ou cinq derniers mois, le pronostic est alors mitigé. Le fœtus peut vivre, nourri suffisamment par les parties restées intactes, la gestation continue, et dans certains cas l'enfant nait vivant. Mais le plus souvent, ainsi que le prouvent nos observations, il succombe deux ou trois semaines avant l'accouchement, ou quelques heures après. La nutrition est dans la majorité des cas insuffisante.

III. — Quant au *traitement*, il ne peut être que prophylactique. Comme il s'agit en somme d'anomalies, de prédispositions sur lesquelles la congestion agit comme cause déterminante, c'est elle surtout qu'il faut recommander aux femmes d'éviter. Et cela, d'autant plus vivement, qu'elles ont précédemment fait une ou plusieurs fausses couches, ou expulsé des placentas portant traces d'hématomes à leur dernière période.

CONCLUSIONS.

Des faits exposés dans ce mémoire, nous croyons pouvoir tirer les conclusions suivantes :

1° Bien qu'en partie connu, le mode exact de connexion entre le placenta fœtal et le placenta maternel, n'est pas encore complétement déterminé.

2° Les épanchements sanguins se produisent à toutes les périodes de la grossesse, mais surtout à partir du deuxième mois.

3° Ils siégent principalement, comme l'avaient vu Meckel et Jacquemier dans la partie maternelle du placenta (sérotine, caduque utéro-placentaire.)

4° Ils reconnaissent ordinairement pour cause prédisposante une anomalie de la sérotine ou du placenta, surtout le développement trop considérable ou l'atrophie de ces parties ; les causes congestives n'agissent que comme déterminantes.

5° Dans les quatre premiers mois de la grossesse, ils déterminent le plus souvent l'avorte ment.

6° A une époque postérieure, ils persistent souvent jusqu'à la fin de la gestation. Les transformations du sang épanché donnent lieu alors à la production de ces masses désignées sous le nom de *squirrheuses, fibreuses, fibro-graisseuses* ; à la soi-disant *hépatisation,* à la *calcification* du placenta, etc.

7° L'existence de la *placentite* n'est jusqu'ici fondée sur aucune base positive ; le liquide pris pour du pus n'est que le résultat de la métamorphose régressive de la fibrine.

8° La soi-disant dégénérescence fibreuse ou oblitération par erreur de lieu des cotylédons est en réalité, une lésion tout à fait accessoire : on a le plns souvent décrit comme telle une des formes de l'hématome ancien du placenta.

INDEX BIBLIOGRAPHIQUE.

HIPPOCRATE. — De octimensi partu.

ARISTOTE. — Hist. animal., lib. VIII.

GALIEN. — De Fœtu. formi., cap. 1, 2 et 3.

RUYSCH. — Thesaurus anat., t. VI. Amsterdam, 1705.

MAURICEAU. — Observations sur la grossesse et l'accouchement, t. II, 1712.

SMELLIE. — Observations sur les accouchements, t. II.

NOORTWYCK. — Uteri humani gravidi hist. Leyde, 1743.

MORGAGNI. — De sed. et caus. morb. epist., XI, VIII, n° 18.

W. HUNTER. — Anat. uteri gravidi. Birmingham, 1774.

A. DUBOIS. — Journal des découvertes scientifiques, 1790.

J. HUNTER. — Sur le placenta. Londres, 1799.

SCHREGER. — De functione placentæ uterinæ. Erlangen, 1799.

BOJANUS. — In Isis. 1821.

MURAT. — In Dictionnaire des sciences médicales, t. XLI. 1821.

BRACHET. — Sur l'inflammation du placenta (Journal de médecine janvier 1828).

CRUVEILHIER. — In Dictionnaire de médecine et de chirurgie pratiques, 1829, et Anat. path., liv. VI et XVI.

WEBER. — In Anatomie d'Hildebrand. 1830.

MECKEL. — In Physiologie de Muller. 1831.

WILDE. — De cognoscendis et curandis placentæ morbis. Berlin, 1833.

VELPEAU. — Traité d'accouchement, 1833.

SIMPSON. — Patholical observations on diseases of the placenta. (Edinburg med. and. surg. Journal. 1836, t. XLV.)

JACQUEMIER. — Recherches d'anat., de phys. et de path. sur l'utérus humain pendant la gestation et sur l'apoplexie placentaire. (Archives de méd., 3e série, t. V., p. 321. 1839.) — Mémoire sur la circulation utérine dans la grossesse, 1838.

A. DUBOIS. — In Dict. en 30 vol.

BONAMY. — Recherches sur les vaisseaux utéro-placentaires (Gazette médicale, 1840).

REID. — Sur les relations entre la mère et le fœtus (Edinburg medical Journal, 1841).

DEVILLIERS. — Recherches sur les maladies de la caduque et de l'œuf humain (Revue médicale, 1842).

DEPAUL. — Traité d'auscultation obstétricale, 1847.

H. BLOT. — Nouveau cas d'hémorrhagie utéro-placentaire (Société de biologie, 1850).

R. WIRCHOW. — Sur l'anatomie du placenta (Archives für Anat. und Path. Berlin, 1851).

CH. ROBIN. — Journal de Brown-Séquard, 1857 et *passim*.

MILLET. — Sur l'anatomie et la pathologie du placenta. Thèse, Paris, 1861.

HEGAR. — Beitrâge zur pathologie des Eies und zum abort in den ersten Schwaugerschaftsmonaten : Monatsch. f. Geburtskunde, t. XXI, sup. p. 1, 1863.

SPIELBERG. — Uber die placenta der Wiederkauer. Zeitschrift für rat. med. Band 21, p. 165, 1864.

MADGE — Case of lesion of placenta (Obstètrical transactions, 1865).

BYRNE. — Id. In Dublin quartely journ. of med. sciences, 1865.

OTTO-WEBER. — Handbuch der allgemeinen und speciellen Chirurgie, von Pitha und Billroth, 1865.

KLEBS — Beitrage zur mikrosc. anat. der mensch. Eihülken. Monatschrift. für Geburtskunde, 1865.

G. HEWITT. — Desease of the placenta. (Transactions of obstetr. Society of London, t. VIII, 1867.)

CAZEAUX, revu par TARNIER (traité théorique et pratique de l'art des accouchements, 1867).

A. PARENT, imprimeur de la Faculté de Médecine, rue M.-le-Prince, 31.

www.ingramcontent.com/pod-product-compliance
Ingram Content Group UK Ltd.
Pitfield, Milton Keynes, MK11 3LW, UK
UKHW021646260726
13994UKWH00003B/1308